LES

ASILES D'ALIÉNÉS

TRANSFORMÉS

EN CENTRES D'EXPLOITATION RURALE.

Paris. — Imprimé par E. Thunot et Cᵉ, rue Racine, 26.

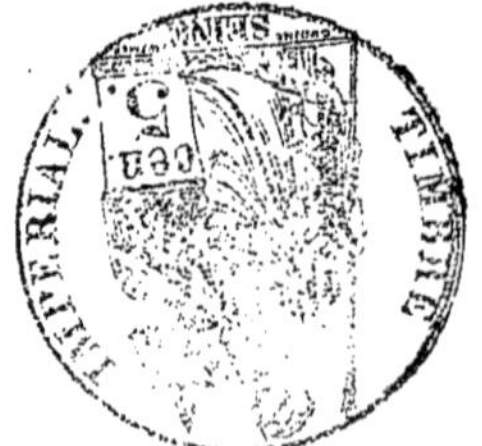

LES

ASILES D'ALIÉNÉS

TRANSFORMÉS

EN CENTRES D'EXPLOITATION RURALE,

MOYEN D'EXONÉRER, EN TOUT OU EN PARTIE, LES DÉPARTEMENTS
DES DÉPENSES QU'ILS FONT POUR LEURS ALIÉNÉS,
EN AUGMENTANT LE BIEN-ÊTRE DE CES MALADES ET EN LES RAPPROCHANT
DES CONDITIONS D'EXISTENCE DE L'HOMME EN SOCIÉTÉ;

PAR H. BELLOC (D'AUXERRE),
Directeur-médecin de l'Asile départemental d'Alençon (Orne),
membre correspondant de la Société médico-psychologique, secrétaire du Conseil
d'hygiène du département de l'Orne, membre du Conseil de surveillance
du travail des enfants dans les manufactures, lauréat de l'Académie de médecine
et de l'Académie des sciences.

« Le devoir des bons citoyens est de répandre
« partout les saines doctrines de l'économie po-
« litique. »

(*Discours d'ouverture de la session législative de* 1857.)

PARIS
BÉCHET JEUNE, LIBRAIRE-ÉDITEUR,
RUE MONSIEUR-LE-PRINCE, 26.

1862

AVANT-PROPOS.

Depuis 1840, époque de la mise en pratique de la loi du 30 juin 1838 sur les aliénés, un grand nombre de publications ont été faites en France et à l'étranger au sujet de ces malades et des établissements qui les renferment. Mais tous ces travaux, pour la plupart œuvres de médecins, ont trait, soit à des recherches purement médicales, soit à l'administration des asiles, considérée dans ses rapports immédiats avec le bien-être des aliénés. Aucun traité spécial, que je sache, ne s'est placé au point de vue de la dépense que ces malades occasionnent (1).

C'est là, pourtant, un côté de la question qui, pour n'être pas le plus brillant à traiter, me semble, néanmoins, digne de fixer l'attention publique.

Assurément, la charité, chrétiennement considérée, doit être sans bornes; mais dès qu'elle veut se manifester par l'assistance, elle soulève inévitablement une

(1) A l'instant où je revois ce travail, qui est terminé depuis plus de quatre ans, j'apprends de mon honoré collègue, le docteur Billod, qu'il vient de publier une brochure ayant le même but que celle-ci (décembre 1861).

question d'argent, sur laquelle viennent échouer, trop souvent, les intentions les plus bienfaisantes. Il ne suffit pas de vouloir assister, il faut encore pouvoir le faire.

Placé successivement à la tête de trois établissements publics destinés au traitement de l'aliénation mentale, témoin des sacrifices énormes que font, pour leurs aliénés, les départements, dont quelques-uns succombent à la tâche, j'ai dirigé bien souvent mes pensées vers ce point trop négligé de la pratique ; et c'est le résultat de mes réflexions que je viens ici soumettre aux médecins et aux administrateurs.

Ma conclusion est que, tout en restreignant de beaucoup leurs dépenses actuelles, les départements pourraient se garantir aussi bien contre les écarts des aliénés et traiter ceux-ci beaucoup mieux qu'ils ne sont traités aujourd'hui. Il serait heureux pour les départements et pour les aliénés qu'en cela je ne me fisse pas illusion.

Je ne me flatte pas de l'espérance de voir accepter mes idées sans conteste, mais j'ose solliciter du lecteur quelques instants de son attention pour en suivre le développement et son impartialité pour les juger.

LES

ASILES D'ALIÉNÉS

TRANSFORMÉS

EN CENTRES D'EXPLOITATION RURALE.

CHAPITRE PREMIER.

But de ce travail. — Problème à résoudre.

L'assistance publique, pour les hôpitaux, pour les hospices, pour les enfants trouvés, pour les bureaux de bienfaisance et pour les aliénés, coûte annuellement à la France une somme de 76.093.052f,07 ainsi décomposée :

	francs.
Hôpitaux et hospices.	44.398.395,77
Enfants trouvés.	7.503.020,01
Bureaux de bienfaisance.	16.855.215,11
Aliénés indigents.	7.337.421,18
Total.	76.093.052,07

Les trois premières sommes, extraites des précieuses statistiques publiées par M. de Watteville, se rapportent à l'année 1847; celle qui s'applique aux aliénés est d'une date plus récente : elle a été tirée de documents inédits déposés dans les archives de la division de la statistique générale de France pour 1854.

Ces chiffres, qui étaient exacts à l'époque où ils ont

été établis, sont loin de représenter la somme des dépenses actuelles; les besoins qui ont surgi depuis treize années ont doublé, triplé, et même quelquefois quadruplé les dépenses des bureaux de bienfaisance; ils ont énormément augmenté celles des hôpitaux et hospices; et, depuis 1854, les nécessités du service des aliénés n'ont cessé de suivre une progression croissante (1).

Si l'on remarque, d'autre part, que les chiffres cités n'accusent que les dépenses des trois modes les plus visibles de l'assistance publique; qu'ils ne parlent ni des sociétés de secours, ni des salles d'asile, ni des crèches, ni des sociétés maternelles, ni des œuvres charitables que l'esprit chrétien ou la philanthropie ont suscitées de toutes parts, ni des souscriptions pour les victimes d'accidents ou des fléaux naturels, ni des aumônes faites de la main à la main, en argent ou en objets de consommation;

Si l'on songe que l'assistance, sous ces diverses formes, ne s'applique presque exclusivement qu'aux misères des villes (2), on ne sera pas éloigné de conclure que la somme indiquée peut, sans exagération, être doublée, et que la misère publique prélève aujourd'hui sur la population un tribut annuel de 150 millions de francs, toujours en voie d'une augmentation dont nul ne saurait assigner la limite.

---

(1) Pour comprendre les motifs de cette progression et éviter toute illusion à ce sujet, il faut savoir que le recensement de 1851, qui constatait l'existence de 20.537 aliénés seulement dans les asiles et hospices, en comptait 24.433 à domicile. (*Statistique de la France*, 2e série, tome III.)

On voit que la matière n'est pas près de manquer.

(2) Il y a en France 36.826 communes parmi lesquelles 1.130 seulement ont des hôpitaux ou hospices, et 9.336 ont des bureaux de bienfaisance. (Watteville.)

Il n'est pas étonnant qu'un tel état de choses ait attiré l'attention générale, et que des hommes éminents de tous les partis, de toutes les religions, de toutes les écoles, aient cherché les moyens d'arrêter ce flot toujours montant du paupérisme.

Leurs travaux ne tardèrent pas à démontrer des vérités restées inaperçues jusque-là, malgré l'expérience des siècles; qui sont fondamentales, pourtant, dans les questions d'assistance, et que, pour cette raison, j'ai besoin de résumer brièvement ici.

C'est, en premier lieu, que l'aumône ne tarit jamais la misère; qu'elle l'entretient souvent et l'aggrave même quelquefois en dégradant le caractère du pauvre et en lui laissant perdre peu à peu jusqu'au désir, jusqu'à la pensée même, de sortir de son abjection.

C'est, en second lieu, que ces résultats de l'aumône considérée d'une manière générale sont bien plus marqués encore lorsqu'il s'agit de l'aumône collective se produisant sous forme d'assistance publique, et avec cette circonstance aggravante que, dans celle-ci, condition vraiment déplorable, ceux qui secourent et ceux qui sont secourus ne se connaissent même plus mutuellement; ils n'ont entre eux d'autre lien qu'une caisse, toujours trop souvent ouverte au gré de ceux qui donnent, toujours trop souvent fermée au gré de ceux qui reçoivent, et, il faut bien l'avouer, ne possédant, à ce double titre, les sympathies ni des uns ni des autres. C'est-à-dire que, contrairement aux intentions charitables qui lui avaient donné naissance, l'aumône publique joint à l'inefficacité de l'aumône individuelle le danger de semer la division parmi ceux qu'elle devrait unir.

Dès lors, il devenait évident que l'assistance publique, telle qu'elle nous a été enseignée par la tradition, devait être modifiée dans son principe et dans son but; que l'aumône ne pouvait y être considérée désormais que comme un moyen secondaire et accidentel, et que pour éteindre, non la misère qui subsistera toujours, mais le paupérisme, il faut « inspirer aux « pauvres le désir de se passer d'assistance et leur en « enseigner les moyens. »

Ainsi formulée, la question prend des proportions immenses, et je n'ai pas la prétention de l'aborder ici dans son ensemble.

Mais il est un côté du problème sur lequel la nature de mes fonctions a dû fixer mon attention d'une manière toute spéciale : c'est celui qui regarde les établissements consacrés aux aliénés. Prenant donc pour point de départ la formule qui précède, de ce fragment du grand problème de l'assistance publique je me suis fait un problème particulier que j'ai posé dans les termes suivants :

1° Secourir les aliénés dans les meilleures conditions possibles de guérison, ou, au moins, d'amélioration de leurs facultés physiques et morales en les rapprochant le plus possible de l'existence de l'homme en société;

2° Exonérer les départements de la plus grande partie, si ce n'est de la totalité, des 7 millions et demi auxquels l'organisation actuelle du service des aliénés les condamne à toujours;

3° Fournir aux populations, d'une manière palpable et permanente, le salutaire exemple d'un travail fait par de pauvres malades pour subvenir aux besoins de leur vie sans être à charge à leurs concitoyens.

Ce problème, l'ai-je résolu? C'est aux hommes compétents à qui j'adresse ce travail de répondre à une telle question. Je propose néanmoins, avec confiance, la solution à laquelle je me suis arrêté, espérant que, même ceux qui ne l'accueilleront d'abord qu'avec des paroles de surprise et d'incrédulité, en apprécieront plus tard l'équité et la justesse, et qu'ils voudront bien y voir au moins une marque de mon désir d'être utile à la société, qui m'a investi d'une part de sa confiance, et aux infortunés qu'il est plus spécialement de mon devoir de secourir.

CHAPITRE II.

Résolution du problème par la transformation des Asiles.

Pinel a trouvé les aliénés enchaînés dans des cabanons, et il leur a rendu le grand air et les premiers rudiments de la vie commune.

La loi du 30 juin 1838, consacrant les vues du généreux réformateur, a fondé les asiles actuels, où sont, en général, réunies de nombreuses conditions de bien-être.

Il s'agit aujourd'hui de faire un nouveau progrès.

Qu'on ne s'étonne pas de ce mot qui implique l'imperfection des asiles actuels; assurément, quand on songe à ce qu'était le sort des aliénés il y a vingt ans à peine, et que l'on parcourt les établissements où ils sont traités aujourd'hui, on est saisi de reconnaissance pour les hommes généreux qui, au prix de tant de travaux, de tant de veilles, de tant de difficultés de toutes sortes, ont conçu et exécuté de telles réformes. Mais si l'on étudie avec l'attention qu'elle mérite la constitution matérielle et administrative de ces établissements, on ne peut se dissimuler qu'ils ne répondent pas de tout point aux désirs de perfection qui leur ont donné naissance : les classements y sont généralement bien entendus, tout y est propre, tout y est rangé, tout y est régulier; la discipline y est excellente, à peine y entend-on quelques-cris; on admire!... et néanmoins le sentiment qu'on y éprouve est, en définitive, un sentiment de tristesse. Ces cours carrées, ces murs à angle droit, ces enclos, fermés de hautes murailles dissimulées ou non par des artifices plus ou moins ingénieux; tout cela est d'une monotonie désespérante, et ne rappelle en rien la vie ordinaire à laquelle chaque homme a participé dans son enfance, la vie dans laquelle on a aimé, dans laquelle on a travaillé, dans laquelle on a lutté, dans laquelle on a été heureux, dans laquelle on a souffert. On se demande si c'est bien là la manière d'être qui convient à des gens déjà trop disposés par leur maladie à s'isoler de leurs semblables, que l'on a la prétention de rendre au monde, et qui, en rentrant dans le monde, n'y doivent rien retrouver de cette régularité claustrale qui les aura enserrés le plus souvent pendant de longues années.

Que l'on questionne tous les hommes intelligents qui ont visité des Asiles avec soin, et tous répondront que telle est l'impression complexe, mais, en réalité, pénible qu'ils en ont ressentie.

Et que sera-ce, si l'on songe que ce que l'on vient de voir est destiné à durer toujours et, par hypothèse, dans l'impossibilité de se modifier jamais!

Que, franchissant le temps par la pensée, on porte ses regards à cinquante ans, à cent ans dans l'avenir pour y voir les asiles d'aliénés comme les verront nos fils; qu'on imagine les édifices actuels encore debout dans les mêmes conditions où nous les voyons aujourd'hui; qu'on se figure les successeurs des aliénés actuels menant, de génération en génération, la même existence que leurs prédécesseurs, végétant dans les mêmes *divisions*, marchant, au pied de la lettre, dans les mêmes pas, sous l'influence des mêmes règlements et à l'ombre des mêmes murailles, que le temps aura alors noircies;... je dis que c'est là une pensée intolérable. Et cependant il faut l'accepter dans sa rigueur, si l'on approuve sans restriction les Asiles dans les limites inflexibles qui les enserrent aujourd'hui.

Une telle immobilité n'est pas dans la nature des choses, et elle est en opposition avec les tendances des sociétés modernes. Les hôpitaux et les hospices, qui ont servi de modèles aux asiles, ont été conçus et fondés au moyen âge, dans un monde et pour un monde immobilisé par l'ignorance des véritables lois naturelles et sociales, et comme empâté dans un régime de castes que chacun regardait comme à jamais immuables; le noble, croyait-on alors, devait toujours rester noble et riche; le vilain devait rester toujours vilain et pauvre; il était donc naturel que l'on fondât *à perpétuité* des lieux de soulagement pour ceux qui étaient condamnés, croyait-on, à une misère éternelle; c'était là une pensée chrétienne et charitable, un progrès immense sur l'état de civilisation qui avait précédé le christianisme... Mais fonder dans la dernière moitié du dix-neuvième siècle des établissements en rapport avec les institutions sociales du douzième, ce serait tourner le dos à la civilisation.

Comment ! chacun comprend aujourd'hui que, dans l'intérêt de la dignité de l'homme et de la conservation du lien de famille, le progrès de l'assistance consiste à diminuer de plus en plus l'importance des anciens établissements charitables ; l'assistance à domicile doit tendre, suivant les hommes les plus expérimentés dans la question, à remplacer de plus en plus l'assistance dans les hôpitaux et hospices, et l'on s'évertuerait à jeter les fondements d'Asiles calqués sur les hôpitaux et hospices ! On peut bien respecter un mourant, mais on ne le prend pas pour modèle.

Pour tout homme qui veut y réfléchir, ce vice de l'immobilité des Asiles est donc radical et suffirait pour en rendre la pérennité impossible. Car la loi de la vie, c'est le mouvement, c'est l'évolution ; et toute institution qui ne porte pas en elle-même le germe et la virtualité de son développement futur est, par ce seul fait, frappée de caducité dès le jour de sa naissance, puisque dès le lendemain de sa naissance elle est en arrière de la société qui marche sans point d'arrêt.

Je sais bien que, dans le temps dont je parle, le développement probable de la fortune publique et l'application progressive des sciences naturelles à la satisfaction des besoins de la société, n'auront pas laissé les choses dans l'état exact où nous les voyons aujourd'hui ; on aura peut-être mieux chauffé les ateliers, mieux ventilé les dortoirs ; on aura accru dans une certaine mesure le bien-être des aliénés, etc., etc., etc. ; mais ce sont là des détails insignifiants pour la question de principe qui nous occupe, et qui ne donneront pas la plénitude de la vie à ce qui n'aura été fait que pour végéter éternellement par la transfusion continue des millions départementaux.

Il faut sortir de cette impasse, et pour cela la première condition à remplir est de reconnaître résolûment qu'on y est engagé ; enlever la question des aliénés du terre-à-terre de la vieille assistance publique, qui consiste à prendre puérilement dans la bourse de ceux qui ont pour mettre dans la bourse de ceux qui n'ont pas, et la porter sur le ferme terrain de la mutualité qui unit entre eux les membres du corps social. Alors la calotte de plomb sera rompue ; alors il apparaîtra que si la société donne aux aliénés les secours dont ils ont besoin, ceux-ci doivent à leur tour la soulager de son fardeau suivant la mesure de leurs forces; alors on osera modifier les termes de la question tels qu'ils ont été posés jusqu'ici, et déclarer que le produit du travail des aliénés doit être, sinon la base, au moins l'un des éléments principaux de la vie et de la prospérité des Asiles ; alors enfin on pourra concevoir des établissements tendant à vivre de leur vie propre, portant en eux-mêmes le germe de leur développement graduel et marchant, par la force même des choses, à accroître de plus en plus le bien-être de leurs habitants tout en allégeant de plus en plus le poids des charges publiques.

Avant de développer mes vues à ce sujet, je dois faire connaître deux systèmes qui s'y rapportent en partie : l'un a été présenté par mon honoré collègue, le docteur Girard de Cailleux ; il ne touche en rien la question de principe ; il laisse les aliénés dans l'état exact où ils sont aujourd'hui, et s'occupe exclusivement de la dépense que ces malades occasionnent; l'autre, au contraire, tend principalement à modifier l'état des aliénés et ne semble faire de la dépense qu'une question secondaire.

Le docteur Girard a donc proposé d'instituer, dans chaque établissement départemental, un pensionnat destiné aux aliénés riches, espérant, au moyen des bénéfices que produirait cette annexe, diminuer d'autant l'allocation départementale annuelle. Non-seulement il a proposé ce système, mais il l'a mis en pratique, et, paraît-il, avec beaucoup de succès, dans l'Asile important qu'il a fondé dans le département de l'Yonne. Ce succès, suivant moi, ne doit pas nous faire illusion ; car il est dû à des circonstances de temps et de lieu toutes spéciales, et ne prouve nullement que le système puisse être généralisé, tant s'en faut.

D'abord il n'est pas admissible que chaque département contienne des aliénés riches en quantité suffisante pour nourrir, ou à peu près, ses aliénés pauvres; d'où il suit que les pensionnaires sur qui l'on compte devraient être fournis par les départements voisins, lesquels seraient supposés ne point posséder d'Asile.

Mais un département qui n'a pas actuellement d'Asile restant toujours libre d'en fonder un quand bon lui semble, la prospérité du pensionnat serait précaire, et sans cesse à la merci du vote d'un conseil général sur lequel le département intéressé ne possède aucun moyen d'action. Grand inconvénient et grand danger !

D'un autre côté, il s'agit, ne perdons pas de vue la question, d'exonérer, non une certaine catégorie de départements, mais *chaque département*, de tout ou partie de la dépense qu'il fait pour ses aliénés; or on voit bien comment, dans le système proposé, le département, possesseur d'un Asile et d'un pensionnat, pourrait rentrer dans une partie de ses dépenses ;... mais qui couvrirait la dépense des départements voisins, qui, par hypothèse, ne possèdent point d'Asile? Nous voilà bien loin des données du problème !

L'autre système se présente : c'est celui dont on a beaucoup parlé dans ces derniers temps sous le nom de colonisation à l'air libre, tel qu'il est pratiqué dans la commune de Gheel, en Belgique, et qui consiste à placer les aliénés en pension chez les habitants de certains villages désignés par l'autorité supérieure. Ce système est appuyé par quelques-uns des plus éminents de nos collègues au double point de vue de la plus grande somme de liberté dont pourraient jouir les aliénés dans la colonie, et de l'infériorité du prix de journée à payer aux *nourriciers* dans de telles conditions.

Plus de bien-être et moins de dépense! voilà deux motifs, assurément, qui méritent une attention sérieuse.

Ne connaissant pas suffisamment la colonie de Gheel, je ne puis parler ici ni pour elle ni contre elle. Je ne veux donc examiner le système que relativement au principe en lui-même et aux conséquences qui me semblent devoir en découler dans l'application.

D'abord j'admets que l'extension de la liberté des aliénés serait pour ces malades un grand bienfait, aussi bien sous le rapport de leur bien-être actuel que sous celui de leur guérison ; mais je pense aussi que cette liberté ne pourrait, sans de graves inconvénients pour la société et pour les aliénés eux-mêmes, être égale à celle dont jouissent les autres citoyens. Il ne faut pas oublier que les aliénés sont affectés d'une maladie qui

2

a pour résultat d'anéantir quelquefois, de diminuer toujours la force de leur volonté, l'intégralité de leur libre arbitre, et qu'elle les tient en état de minorité réelle. La liberté qu'on leur accorde doit donc être une liberté réglée, une liberté dirigée, telle à peu près que celle qui est laissée aux enfants. Il faut qu'une volonté étrangère soit, à leur su ou à leur insu, substituée à la dose de volonté qui leur manque, et réintroduise, si je puis parler ainsi, l'unité parmi leurs volitions diffluentes. Or comment espérer un tel résultat de l'éparpillement de ces malades au milieu de gens ignorants, ou inintelligents, ou faibles, dont la plupart auraient besoin pour eux-mêmes d'une direction étrangère ?

Examinons, comme exemples, quelques détails d'application.

1° Les aliénés sont des enfants, disons-nous, mais ce sont des enfants *adultes;* on comprend ce que je veux dire. Il y a donc ici un élément de désordre avec lequel il faut compter; or quel moyen emploierait-on pour en réprimer les manifestations dans une colonie où la surveillance serait sans unité, et, par conséquent, la responsabilité nulle?

2° Cette dissémination de la surveillance et de la responsabilité livre l'aliéné sans défense, ou à peu près sans défense, à la sottise, à l'ignorance des villageois et à leur cupidité dont on connaît l'âpreté impitoyable.

3° Si l'aliéné n'est pas payé de son travail par le nourricier, quel sera son stimulant? quel intérêt aura-t-il à bien faire? S'il est payé, qui fixera le taux de sa rémunération? qui veillera à ce qu'il soit payé exactement, et à ce qu'on n'abuse point de son ignorance, ou de son indifférence, ou de son incapacité pour le tromper ou pour l'entraîner à des dépenses dangereuses, ou inutiles, ou absurdes?

4° Comme chaque nourricier ne peut avoir qu'un nombre de pensionnaires toujours très-restreint, et quelquefois même un seul, la colonisation ne permet pas, comme cela a lieu dans les grands établissements, de compenser la dépense des incapables par le travail des capables; elle laisse ainsi le nourricier de l'invalide, de l'idiot, du gâteux, du paralytique, placé entre son intérêt, et son devoir et dans la tentation perpétuelle de négliger un pensionnaire onéreux.

Si le nourricier est chargé en même temps d'un incapable et d'un capable, celui-ci court grand risque d'être exploité à outrance sous le prétexte plausible qu'il faut couvrir la dépense faite par celui-là.

5° On ne pourrait sans injustice abandonner au hasard la répartition des entrants parmi les nourriciers de la colonie; on risquerait par là d'accabler certains nourriciers pendant que d'autres seraient favorisés outre mesure. Si le placement n'est pas laissé au hasard, il faudra donc un classement de répartition pour chaque nouvelle entrée; et alors, que de compétitions, que de réclamations, que de plaintes de la part des colons! que de difficultés pour le fonctionnaire qui serait chargé du classement!

6° Ce qui précède suppose que le prix de journée payé au nourricier serait le même pour chacun des aliénés admis dans la colonie; si pour remédier aux inconvénients que je viens de signaler, on jugeait à propos de payer des prix divers pour chaque catégorie de malades envisagés comme instrument de production, on tomberait dans une difficulté de classement presque inextricable et qui ne causerait pas moins d'embarras. Et quelle complication de comptabilité! et quelle porte ouverte aux abus!

7° Enfin, une colonie comme celle de Gheel se conçoit dans un pays d'une petite étendue; elle se conçoit surtout quand elle s'y est constituée peu à peu depuis des siècles; mais comment fonder de toutes pièces une telle institution sur un sol de l'étendue de la France? combien y faudrait-il instituer de colonies? en établirait-on une par département? quelle commune désigner dans chaque département pour siége de la colonie? irait-on fonder celle-ci *ab imis* dans une plaine nue? mais dans une plaine nue il n'y aurait pas de nourriciers; la placerait-on dans un bourg, dans un village? mais avec nos mœurs, avec nos habitudes actuelles, avec les préjugés qui existent contre les aliénés, avec la terreur qu'ils causent généralement, quel village voudrait les recevoir? quel habitant oserait s'en charger? etc., etc., etc.

Toutes ces considérations me portent à croire que le système en question ne saurait être appliqué parmi nous.

J'arrive donc à l'exposition de mes propres idées.

Il existe, suivant moi, pour résoudre le problème, un moyen d'une simplicité extrême, à la portée de tous les départements, autour duquel on tourne depuis des années sans l'apercevoir, par la raison qu'il ne pouvait être aperçu avant que l'expérience eût démontré de quelle assiduité au travail les aliénés sont capables, et sur l'efficacité duquel je conserve d'autant moins de doutes que je l'étudie davantage; qui, sans rien hasarder sur les éventualités des pensionnats, sans rien livrer aux décisions des autorités étrangères au département, sans se lancer dans une mesure aussi radicale, aussi contraire à nos habitudes que la colonisation de Gheel, serait néanmoins un moyen terme entre la séquestration actuelle et la liberté absolue, à laquelle il serait une préparation; unissant dans une juste mesure ce qu'il y a de bon dans chacun des systèmes antérieurs et éloignant les inconvénients qu'il présente; laissant enfin la porte constamment ouverte à tous les perfectionnements, à tous les progrès imaginables. Ce moyen c'est la transformation des Asiles actuels en centres d'exploitation rurale.

Qu'on veuille bien y réfléchir en effet, et l'on verra que toutes les conditions que j'ai posées plus haut seraient intégralement remplies par des *Fermes-Asiles* où les aliénés, traités avec non moins de soins, d'égards et d'humanité qu'aujourd'hui, vivraient dans un état voisin de la liberté, en conservant pour l'ordinaire des relations très-faciles et très-fréquentes avec leurs femmes et avec leurs enfants; se livreraient aux travaux les plus capables d'entretenir leur corps et de calmer leur esprit; les plus en rapport avec leur aptitudes acquises et avec leurs habitudes antérieures, et d'où ceux qui obtiendraient leur guérison sortiraient plus instruits dans leur profession et plus aptes à soutenir leur famille que quand ils y seraient entrés.

Je sais bien qu'une telle proposition a de quoi surprendre au premier abord : les uns la trouveront imprévue, d'autres la trouveront naïve; mais je ne demande pas qu'on l'adopte d'enthousiasme et sans examen; je désire seulement que le lecteur, se dépouillant de toute idée préconçue, se pose cette simple question : « Est-il désirable que la chose soit possible? » Et comme la réponse ne saurait être douteuse, je n'ai plus qu'à prouver que la chose est possible.

CHAPITRE III.

Continuation du même sujet. — Réponse aux objections.

Une statistique dont je garantis l'authenticité et l'exactitude montre que le nombre des aliénés des deux sexes capables de se livrer à un travail fructueux dépasse, en moyenne, 75 pour 100 (1).

Si nous supposons un Asile de 300 aliénés, habité par 150 hommes et par 150 femmes, il ne fournira pas moins de 224 travailleurs, sans compter les domestiques.

Je dis qu'avec une pareille masse de forces convenablement dirigées, on pourrait entreprendre des travaux énormes.

Je n'abuserai pas de la comparaison que je vais faire pour prouver plus que je n'ai à prouver ; mais enfin ne pourrait-on pas considérer, jusqu'à un certain point, les 112 hommes travailleurs et les 112 femmes travailleuses comme une agglomération de 112 ménages, vivant en commun, logés gratuitement, fournis de la terre, des instruments de travail et des ani-

(1) Ce chiffre est établi sur une observation de trois années consécutives faite, mois par mois, à l'Asile de l'Orne et qui constate :

Pour les hommes, 3.543 travailleurs sur 4.710 aliénés ; c'est 75,22 p. 100.
Pour les femmes, 4.186 travailleuses sur 5.406 aliénées ; c'est 77,34 p. 100.
En moyenne pour les deux sexes. . . . . 76,40 p. 100.

Ce n'est point là un fait exceptionnel, et je suis sûr qu'il ne sera contredit par aucun de mes collègues.

maux nécessaires, n'ayant à nourrir que deux invalides pour trois ménages, n'ayant à payer ni redevance fixe au propriétaire ni impôt à l'État? et je me demande si, dans de telles conditions, il serait très-déraisonnable d'admettre que la communauté pût subvenir à peu près à ses besoins.

Assurément, au premier coup d'œil, la chose paraît hors de doute; mais les objections ensuite viennent en foule. Passons en revue les principales.

Première objection. Les travailleurs dont il s'agit sont des aliénés. Par conséquent, on ne peut compter, de leur part, sur un travail aussi régulier, aussi assidu que celui qu'on serait en droit d'attendre de travailleurs ordinaires ; d'où il suit que leurs produits seraient loin d'atteindre le résultat énoncé.

Réponse. Cette objection, qui sera faite naturellement par les gens du monde, vient de ce qu'on ne connaît pas les aliénés ; mais les médecins accoutumés à voir ces malades, et les directeurs des établissements qui les contiennent, savent, au contraire, quelle est, en général, leur docilité et la facilité avec laquelle ils se soumettent aux règlements qu'on leur impose (je parle de ceux qui sont capables de travail). Combien de fois ne m'est-il pas arrivé, soit à l'intérieur de l'Asile, soit au dehors, d'être témoin de l'étonnement, de l'admiration des personnes accourues pour *voir les fous*, et qui, au lieu des extravagances attendues, voyaient ces insensés venir, aussitôt qu'on en donnait l'ordre, se mettre chacun à son rang de taille, faire silence, répondre à l'appel de son nom, tourner à droite, tourner à gauche, marcher vite ou doucement, suivant que cela était prescrit, etc., etc.! Je ne crois pas que beaucoup de mes collègues m'accusent d'exagération quand je dis que j'aimerais mieux conduire des aliénés que pareil nombre de gens raisonnables. J'ai vu des aubergistes de campagne chez qui nous étions parvenus à entasser la centaine d'aliénés que nous conduisions quelquefois en promenade, me dire : « Monsieur, il « tiendrait à peine ici un nombre de paysans égal à la « moitié du nombre de vos hommes ; et quel bruit ils « feraient ! tandis que ceux-ci, on ne les entend pas ! »

Assurément, rien ne serait plus aisé que d'abuser de leurs forces : si donc ils ne font pas un travail équivalent à celui des ouvriers ordinaires, cela tient, en partie, à d'autres causes qu'à leur inaptitude et à leur indocilité prétendues.

La première de ces causes est l'imperfection de l'organisation du travail dans les Asiles en général, dont ni les règlements ni les dispositions matérielles n'ont été conçus au point de vue d'un travail fructueux.

La plupart des établissements n'ont que des terres d'une étendue insignifiante : c'est un, deux, quatre hectares ; ceux qui en ont dix ou douze sont des exceptions rares. Un tel travail dans la main de 150 à 200 hommes et d'autant de femmes est dérisoire ; cela se fait, pour ainsi dire, en jouant : on ne travaille pas, on se distrait ; il n'est pas besoin de se lever matin ni de se presser pour faire une telle besogne. Aussi la plupart des règlements sont là-dessus d'une facilité extrême, et la pratique en réduit encore les prescriptions : on ne fait rien quand il pleut, faute d'occupations d'intérieur prévues ; on va tard à l'ouvrage ; on se repose une heure et demie après le dîner, qui a été précédé d'un travail de deux heures ; on cesse l'ouvrage à l'heure du souper qui est ordinairement fixé de cinq heures à cinq heures et demie du soir ; c'est ce qu'on peut appeler marquer le pas ! On fait usage, le plus souvent, d'un outillage insuffisant ou imparfait; on bêche quand il faudrait labourer; on perd un temps énorme en fausses manœuvres ; on porte, par exemple, un tas de terre dans un coin, on le reprend ensuite pour le porter à sa place définitive, qui n'était pas prête d'abord, etc., etc. ; qu'importe? On a du temps à perdre. Qu'on ajoute ensuite à ces vices d'organisation les habitudes de torpeur et d'indolence qui doivent nécessairement résulter de la claustration habituelle dans des cours étroites jointe à l'absence de tout stimulant, et voilà, ce me semble, qui explique le peu de produit relatif du travail des aliénés, sans qu'on soit obligé d'invoquer leur indocilité et leur inaptitude. Ma conviction bien arrêtée à cet égard, c'est que, sans leur causer la moindre fatigue, par le seul fait de dispositions mieux entendues, on pourrait faire produire aux aliénés infiniment plus qu'ils ne produisent. Tout le monde en profiterait : l'Asile, en voyant accroître ses revenus ; le département, en voyant diminuer ses dépenses, et les aliénés, en prenant des leçons pratiques de bonne administration, d'ordre dans la disposition des travaux, de méthode et d'économie de temps surtout, de ce trésor dont le paysan français, si stupidement avare de tout le reste, se montre pourtant prodigue jusqu'au gaspillage.

Je prie de remarquer, d'ailleurs, que ces réflexions ont pour but, non de prouver d'une manière absolue que le travail des aliénés vaut en tout cas celui des autres travailleurs, mais que l'insuffisance qu'on lui reproche et que l'on craint tient plus aux causes extérieures qu'aux aliénés eux-mêmes, et que par de bonnes mesures administratives on en peut, en très-grande partie, atténuer les effets.

Deuxième objection. Admettant pour bonnes les explications précédentes, il est d'autres causes qui doivent mettre en défiance contre les colonies d'aliénés : ce sont celles qui ont fait échouer toutes les tentatives de colonisation ayant pour but de couvrir la dépense des établissements au moyen du travail des colons, et qui ont été exposées avec non moins de lucidité que de justesse dans le livre publié par MM. de Lurieu et Romand, sur les colonies agricoles néerlandaises, suisses et belges (1).

Réponse. Il n'y a pas de comparaison possible entre une Ferme-Asile, telle que nous la concevons, et les colonies *de mendiants* fondées en Hollande ; qui a jamais pu croire à la viabilité d'établissements dirigés par de prétendus directeurs, sans initiative, placés sous les ordres absolus d'une commission sans responsabilité, siégeant à vingt-cinq lieues du centre des colonies et réglant de là, comme le disent MM. de Lurieu et Romand, « les modes d'assolement, les projets de culture, « les plans de campagne que les directeurs devaient « exécuter à la lettre, » le tout sous le contrôle d'une autre commission, c'est-à-dire sans contrôle aucun ?

Si l'on joint à ce vice radical d'organisation l'obligation imposée aux colonies de payer les intérêts et les annuités de l'amortissement d'une dette énorme ; si l'on réfléchit à la nature de ce personnel composé d'individus de tout sexe et de tout âge, étrangers jusque-là à

(1) *Études sur les colonies agricoles* de mendiants, jeunes détenus, orphelins et enfants trouvés en Hollande, en Suisse, en Belgique et en France ; 1851.

la vie des champs, habitués de longue main à la paresse, à la misère, à la débauche, aux vices et à la dégradation qu'engendre la mendicité, vivant dans une quasi-promiscuité, jetant à la cantine les quelques *cents* qu'on leur mettait dans la main, on s'étonnera, non que les colonies néerlandaises n'aient pu réaliser complétement les espérances de leurs fondateurs, mais qu'elles aient pu subsister vingt-quatre années.

Et cependant, malgré cette constitution délétère, dont les effets sur la production étaient accrus encore par une nourriture ayant pour base un pain fait « de « trois cinquièmes de seigle non bluté et de deux cin- « quièmes de pommes de terre décortiquées (1), » et par des peines disciplinaires telles que la « bastonnade et le « fouet (2); » si l'on interroge les faits en eux-mêmes et dégagés de leurs rapports avec les circonstances extérieures, on découvre encore là des rudiments de prospérité suffisants pour justifier, pour encourager même les essais d'Asiles agricoles d'aliénés. Nous voyons d'abord que la valeur des terrains défrichés a plus que décuplé depuis le début jusqu'à la fin de l'entreprise (3); c'est déjà là un résultat remarquable. Nous voyons ensuite, ce qui est plus important peut-être encore pour la question qui nous occupe, que, en 1848, Hommerchans, la plus considérable des colonies forcées, contenait 2.102 mendiants des deux sexes, parmi lesquels on comptait « à peu près deux tiers d'invalides

(1) De Lurieu et Romand, p. 68.
(2) *Id.*, p. 67.
(3) Acquises au prix moyen de 30 florins (63f,30) l'hectare, la valeur vénale de ces terres est aujourd'hui, en moyenne, de 300 à 400 florins (de 633 à 844 fr.). (De Lurieu et Romand, p. 167.)

« et un tiers seulement de valides (1). » Ces mendiants cultivaient 750 hectares de terre; c'est 37 ares pour chaque habitant *valide* ou *invalide.* Dans les colonies libres de Fredericks' oord, Willems' oord et Willelminas' oord, la superficie cultivée en moyenne par chacun des 2.500 colons, s'élevait à 43 ares (2). Or la valeur d'un colon d'Hommerchans est évaluée, suivant MM. de Lurieu et Romand, à *un quinzième* de la valeur d'un ouvrier ordinaire (3). Cette évaluation me paraît bien faible; quoi qu'il en soit, ceux qui jugent le plus sévèrement le travail des aliénés l'évaluant à la moitié de la valeur du travail des ouvriers libres, on voit que chaque aliéné vaudrait sept colons d'Hommerchans. Admettons qu'il n'en vaille que deux, et nous arriverons à reconnaître que 300 aliénés, hommes et femmes, fournissant 224 travailleurs, cultiveraient, à raison de 74 ares pour chacun, une étendue de 165 hectares.

Je ne parle pas ici des colonies de la Belgique, qui paraîtraient trop favorables à ma thèse, et où chaque colon de douze à dix-huit ans cultive 80 ares de terrain.

Les auteurs dont j'expose ici les opinions donnent deux autres raisons, suivant eux, capitales, de l'improductivité relative des colonies agricoles :

La première se rapporte au travail des jeunes détenus, qui quittent la colonie quand ils deviendraient capables de lui rendre des services, de sorte que l'établissement est condamné « à dépenser toujours sans « chances de remboursement, semant sans cesse et ne

(1) De Lurieu et Romand, p. 59.
(2) *Id.*, p. 112.
(3) *Id.*, p. 78.

« récoltant jamais (1). » Rien de plus juste que cette observation ; mais dans les Fermes-Asiles nous ne trouverions rien de pareil, puisque, dans la très-grande majorité des cas, l'aliéné, dès le jour de son entrée, est capable de travail jusqu'au jour de sa sortie.

La seconde semble plus applicable aux Fermes-Asiles ; elle a trait aux colonies d'adultes, dans lesquelles « le travail des colons presque dépouillé de ses « mobiles, la nécessité et l'intérêt, demeure insuffisant « à les soutenir. » C'est là un argument dont je me garderai bien d'atténuer la portée ; mais je ferai remarquer qu'il perd beaucoup de sa force quand, au lieu de s'appliquer à des mendiants nécessairement vicieux, et trop souvent mendiants parce qu'ils sont vicieux, il se rapporte à des aliénés, pour la plupart honnêtes et laborieux avant leur maladie, plus dociles en général, et plus faciles à conduire que des ouvriers ordinaires.

Acceptant néanmoins l'objection telle qu'elle est posée, j'en conclus qu'il y a là un motif, non de désespérer du succès, mais de modifier les conditions du travail qui nous ont semblé défectueuses et dans le sens qui sera exposé à un autre chapitre. (Voir chap. VII.)

Troisième objection. Tous les Asiles publics existant en France ont été édifiés, ou au moins appropriés à leur destination nouvelle depuis 1840 ; la plupart sont à peine achevés, quelques-uns même ne le sont pas ; faut-il que les départements renoncent maintenant à ce qu'ils ont acquis au moyen de tant de sacrifices, pour courir les aventures à la suite d'une idée nouvelle, qui, en fin de compte, pourrait ne pas réaliser les espérances

(1) De Lurieu et Romand, p. 320-321.

qu'elle aurait fait concevoir? Et si, laissant dans l'état où ils sont les Asiles récemment construits, nous ne nous occupons que des établissements à construire, faut-il ajouter pour ceux-ci au prix des bâtiments le prix de terrains, par centaines d'hectares, et tous les frais de première installation que suppose une exploitation rurale d'une telle importance?

Réponse. Les Asiles situés dans les villes et qui ne peuvent s'étendre, condamnent à peu près irremédiablement et à toujours les départements qui les possèdent à une dépense s'élevant en moyenne à plus de 85,000 francs par année pour chacun d'eux; ces départements auront à décider s'ils aiment mieux tirer un autre parti de leurs édifices et recommencer sur nouveaux frais, dans l'espérance de s'exonérer un jour d'une partie considérable de leurs dépenses annuelles. C'est là une simple affaire de chiffres.

Les départements qui ont des Asiles situés au milieu des champs possèdent un remède toujours prêt à la dépense écrasante du service de leurs aliénés.

Quant à ceux qui n'ont fait encore que des projets d'Asiles, je ne saurais trop les engager à diriger leur attention sur les vues que je propose; je suis certain qu'ils auront à s'en applaudir avant qu'il soit longtemps. S'il leur faut acheter, outre les bâtiments, des terres et un matériel convenable, ce ne sera là, j'en ai la conviction sincère, qu'une avance qui payera largement ses intérêts.

Enfin, il ne faut pas perdre de vue qu'il ne s'agit pas ici d'une dépense facultative à côté de laquelle les départements puissent passer sans l'apercevoir; quoi qu'on en pense, quoi qu'on en dise, l'obligation existe d'entretenir et de traiter les aliénés, et la loi qui le prescrit n'est pas de celles que les circonstances laissent tomber en désuétude. Il faut donc qu'il y soit satisfait coûte que coûte. Que l'entretien des aliénés soit profitable ou ruineux, il y a nécessité légale d'y pourvoir. Devant une telle considération tous les moyens dilatoires sont vains, et il ne s'agit plus que de chercher les moyens d'exécuter la loi avec le moins de dépenses possible, sous la réserve, bien entendu, de l'intérêt physique et moral des aliénés.

Quatrième objection. Mais on va crier à la spéculation ; on va comparer les Fermes-Asiles à des Work-houses, et proclamer qu'il est indigne d'un département d'exploiter les sueurs des pauvres insensés, etc., etc.

Réponse. Ces réclamations, dictées par une délicatesse exagérée, ou par la prévention de l'ignorance, ou par l'indolence de la routine, doivent être écartées sans hésitation. Ce n'est pas spéculer sur les gens, ce n'est pas les exploiter que de les nourrir, en totalité ou en partie, du fruit de leur travail ; c'est, au contraire, les honorer que de faire naître en eux, que d'entretenir par la pratique ce sentiment de dignité qui fait qu'un homme, quand il peut s'en dispenser, répugne à se mettre à la charge d'un autre homme.

Est-ce qu'on spécule plus sur le travail d'un aliéné en lui faisant labourer un hectare de terre qu'en lui faisant ratisser les allées d'un jardin ? et où est la limite entre le travail *légitime* qu'on lui impose sans scrupule aujourd'hui et la spéculation que l'on craint ?

Les hôpitaux et les hospices s'approprient, aux termes de la loi, les objets mobiliers que les décédés y avaient apportés lors de leur entrée ; qui songe à les accuser pour cela de spéculation ? personne ; car il ne peut exister de spéculation dans une opération où il n'y a pas chance de gain, mais seulement des chances de moindre perte.

Où est la spéculation là où le bien-être et la guérison des aliénés reste le but final, et où le travail ne devra jamais être considéré, en définitive, que comme l'un des moyens d'atteindre ce but?

L'objection tombe donc d'elle-même.

Cinquième objection. Mais astreindre au travail les aliénés, n'est-ce pas exiger de pauvres malades ce qu'on n'exige pas de la plupart des coupables qui peuplent nos prisons ?

Réponse. Qu'importe à la question ce que l'on dira? qu'importe à la question ce qu'on fait des prisonniers ? nous ne nous occupons ici que des aliénés, et je demande, c'est là tout ce dont il s'agit, si ce que je propose pour eux n'est pas raisonnable et juste.

D'ailleurs, en acceptant la discussion de ce parallèle, ne pourrait-on pas trouver des raisons pour obliger les aliénés au travail de préférence aux prisonniers ? En voici trois qui me paraissent concluantes :

1° Le travail étant ici considéré comme moyen médical et hygiénique, il est plus utile à des malades qu'à des gens en santé.

2° Le travail, tel qu'il est proposé, devant avoir pour résultat de procurer plus de liberté relative à la majorité des aliénés et plus de bien-être à tous, il est équitable de faire jouir de ces avantages les aliénés avant les prisonniers.

3° Le travail étant honorable en soi, les honnêtes gens ont le droit d'y prétendre avant les criminels.

Je dois faire remarquer d'ailleurs, en terminant cette réponse à l'objection, que, suivant toute apparence, les habitants de la Ferme-Asile seront *attirés* au travail bien plus qu'ils n'y seront *astreints*, comme j'espère le démontrer dans les chapitres suivants.

Sixième objection. Mais, dans l'institution proposée, que va devenir le classement, tant recommandé par les médecins les plus versés dans l'étude et dans le traitement de l'aliénation mentale?

Réponse. Le classement deviendra ce qu'il pourra. Antant que cela sera jugé nécessaire, on le laissera subsister dans les dortoirs et dans les préaux, mais à l'atelier et aux champs on n'en tiendra aucun compte. Voilà une innovation audacieuse aux yeux des théoriciens purs, s'il en existe; un renversement dangereux des règles les mieux établies!... Qu'on se rassure: toutes ces catégories et sous-catégories dont on parle n'ont jamais existé que dans les livres; nulle part, nulle part, heureusement pour les pauvres aliénés, on ne les a mises sérieusement en pratique. Dans tous les Asiles on travaille plus ou moins, et dans *aucun* n'existe la séparation méthodique, tant recommandée, hors des limites que je viens de dire. Voilà ce qu'il faut avoir la sincérité d'avouer tout haut.

Le respect de la tradition et des opinions des maîtres est chose assurément excellente en soi, mais il ne faut pas le laisser dégénérer en un obstacle à tout progrès. On ne saurait trop le répéter, il y a vingt-deux ans, quand les Asiles actuels ont été fondés, ils avaient été conçus d'après des vues presque uniquement théoriques; on ne connaissait alors ni le nombre des aliénés de la France, ni les penchants de ces malades, ni ce qu'il restait en eux de passions saines, de sentiments raisonnables; on regardait, en un mot, comme exceptionnelles des aptitudes que nous retrouvons maintenant intactes chez le plus grand nombre; il serait donc déplorable de voir l'administration poursuivre aujourd'hui des errements vieillis, et, dédaignant l'expérience des vingt-deux dernières années, construire en 1862 des Asiles d'après le programme de 1840. Ce que l'on croyait alors être l'exception étant réellement la règle, tout doit nécessairement être modifié suivant cette donnée nouvelle. Depuis vingt-deux ans, quoi qu'en ait pu dire la théorie, les barrières derrière lesquelles elle avait cru devoir parquer les malades ont été de jour en jour plus complétement renversées; dans tous les Asiles où le travail a été institué, déments, maniaques, imbéciles, monomaniaques, lypémaniaques, se sont trouvés forcément en contact partout où les appelait la besogne; et quel inconvénient en est-il résulté? Non-seulement le mélange n'a engendré aucun résultat fâcheux, mais il a produit les meilleurs effets à tous les points de vue. La question est donc décidée en fait et toute objection contradictoire doit être maintenant écartée.

Septième et dernière objection. Ce qui doit préoccuper surtout dans l'organisation d'un Asile, c'est son résultat définitif sur l'état mental des aliénés; or n'est-il pas à craindre que le système proposé ne fasse négliger le traitement et ne procure moins de guérisons que le système actuel?

Réponse. Toute la question est de savoir quelle différence réelle il y aurait entre le système actuel et le système proposé; eh bien! cette différence consiste en ce que généralement, dans le système actuel, on travaille

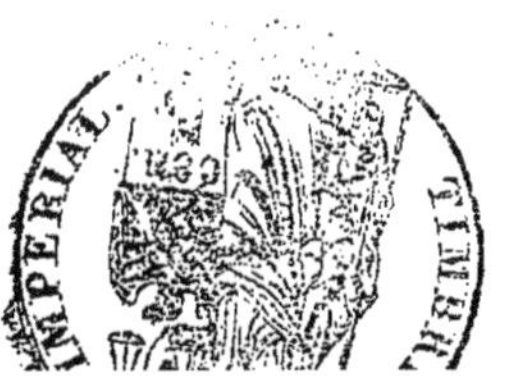

pour rire et que dans le système proposé on travaillerait sérieusement. Dans mon opinion, ce serait là, au point de vue de l'influence morale du travail sur l'esprit des aliénés, un motif, non de rejet, mais de préférence pour le système du travail sérieux. Il ne faut pas croire en effet que les aliénés soient indifférents au genre d'occupation qu'on leur impose ; ils savent très-bien, au contraire, en apprécier l'utilité, et ils s'y appliquent d'autant plus volontiers que cette utilité leur semble plus évidente. Je connais un établissement où, faute d'occupations sérieuses à donner aux aliénés, on avait imaginé, il y a longtemps de cela, de leur faire brouetter un tas de sable d'une extrémité de la cour à l'autre, le prenant ici pour le transporter là, et recommençant sans cesse la même besogne; l'ennui que ce labeur inutile occasionnait aux malades força bientôt d'y renoncer.

Quant au traitement médical proprement dit, je ne vois pas que la transformation de l'Asile actuel en atelier rural y pût apporter le moindre obstacle : dès l'instant où tout le monde convient que le travail manuel est généralement favorable au traitement de l'aliénation mentale, qu'importe au médecin que le travail fait par ses malades, et considéré comme exercice musculaire, soit profitable ou improductif? Il y a des médecins d'aliénés qui traitent beaucoup leurs malades; il y en a qui les traitent peu; il y en a qui ne les traitent pas du tout; chacun d'eux, dans une ferme de 200 hectares aussi bien que dans les murailles actuelles, serait libre de continuer l'application de son système.

Dans les statistiques de l'aliénation mentale, on a recherché quel est le nombre des guérisons obtenues par rapport aux sexes, par rapport aux âges, par rapport aux professions, par rapport à l'état civil, etc. il serait intéressant, pour la question qui nous occupe, de rechercher quel est ce nombre par rapport au nombre d'hectares cultivés dans chaque Asile. Les éléments d'un tel travail me manquent absolument; mais, pour édifier le lecteur sur le point où en est aujourd'hui le traitement de l'aliénation mentale, je vais mettre sous ses yeux les chiffres officiels des guérisons obtenues en 1854 dans chacun des 52 Asiles dont il m'a été possible de me procurer la statistique (1).

Proportion des guérisons pour 100 *aliénés en* 1854.

DÉPARTEMENTS.	HOMMES.	FEMMES.	DÉPARTEMENTS.	HOMMES.	FEMMES.
Allier	7,85	4,45	Lozère	5,55	5,18
Ardèche	12,14	7,95	Maine-et-Loire	9,09	7,63
Ariége	1,12	2,72	Manche	7,01	4,77
Aude	15,87	8,79	Marne	15,23	16,21
Aveyron	19,19	12,50	Mayenne	7,57	6,20
Bouches-du-Rhône	13,59	11,14	Meuse	3,88	1,32
Cantal	10,98	7,57	Morbihan	»	11,19
Charente	15,38	14,28	Nord	5,39	5,15
Charente-Inférieure	5,36	1,54	Oise	4,22	4,08
Cher	2,13	2,98	Orne	5,59	7,77
Corrèze	5,10	»	Pas-de-Calais	»	3,70
Côte-d'Or	8,71	6,78	Puy-de-Dôme	15,51	7,81
Doubs	7,86	11,53	Pyrénées (Basses)	12,35	11,48
Eure	4,87	5,55	Rhin (Bas)	6,81	8,55
Finistère	7,97	12,44	Rhône	8,71	9,37
Gers	6,48	2,24	Sarthe	7,14	4,24
Gironde	3,59	8,43	Seine	12,54	13,39
Hérault	2,72	6,39	Seine-Inférieure	9,58	4,86
Ille-et-Vilaine	12,85	5,45	Sèvres (Deux)	11,50	9,32
Indre-et-Loire	5,08	4,90	Tarn	4,83	6,06
Isère	16,37	25,82	Tarn-et-Garonne	13,69	9,23
Jura	7,17	11,80	Vaucluse	6,15	7,84
Loir-et-Cher	11,25	7,96	Vendée	3,88	6,97
Loire-Inférieure	8,76	10,31	Vienne	7,08	10,98
Loiret	8,03	10,25	Vienne (Haute)	16,17	13,10
Lot	7,56	6,51	Yonne	3,58	4,02

(1) Documents inédits déposés dans les archives de la division de la statistique de France pour 1854.

Le nombre total des hommes traités dans les 52 Asiles cités est de 13.188 et le nombre des hommes guéris pendant l'année est de 1.143; d'où il suit que la proportion des guérisons pour 100 chez les hommes est en moyenne de 8,66.

Le nombre des femmes traitées étant de 13.500 et le nombre des guérisons 1.144, la moyenne des guérisons pour 100 chez les femmes est de 8,40

Enfin, le nombre total des aliénés des deux sexes ayant été 26.688 et la totalité des guérisons obtenues 2.287, la moyenne générale des guérisons pour 100 est 8,56.

L'incohérence visible des résultats signalés par ce tableau montre trop clairement, hélas! l'immensité des lacunes qu'il nous reste à combler; elle est désolante, mais, quant au point qui nous occupe, elle est de nature à rassurer les consciences les plus timorées : voilà 52 médecins spéciaux, tous, il faut le reconnaître, hommes capables à un certain degré, qui traitent des aliénés chacun à son gré, dans des conditions d'administration, de règlement, d'habitation, de régime, de travail, etc., sinon identiques, au moins très-comparables entre elles; et les uns obtiennent un peu plus d'une guérison pour 100, tandis que d'autres en obtiennent près de 26; et entre ces deux extrêmes viennent se placer pêle-mêle tous les chiffres intermédiaires possibles; et, comme pour faire sentir que les questions de traitement ne sont pour rien dans les résultats signalés, les uns sont, en même temps, au-dessus de la moyenne pour les hommes et au-dessous pour les femmes; les autres sont au-dessus pour celles-ci et au-dessous pour ceux-là, tandis que d'autres enfin sont, les uns au-dessous, les autres au-dessus de la moyenne pour les deux sexes. Et que sera-ce maintenant si l'on considère que le médecin qui a obtenu 26 guérisons pour 100 en 1854 n'en comptait peut-être que 6 ou 8 en 1853, et que peut-être encore il descendra, à son tour, au chiffre *minimum* de 1,12 pour 100 en 1856?

Assurément, il y a des raisons à ces choses; mais comme nous ne les connaissons pas, comme nous sommes loin de les connaître et qu'il est même douteux que nous soyons sur le chemin de les connaître, nous sommes bien forcés, ne pouvant mieux faire, de nous contenter des indications brutes données par les nombres, et de conclure qu'en dehors de l'utilité du travail corporel et des bases de ce qu'on a appelé le traitement moral, sur lesquelles tout le monde est à peu près d'accord, il n'y a pas aujourd'hui de traitement rationnel de l'aliénation mentale, et que, par conséquent, la transformation proposée des Asiles en établissements agricoles, quel qu'en doive être d'ailleurs le résultat financier, ne saurait être rejetée sous prétexte d'entraves qu'elle apporterait à un traitement rationnel.

Qu'on en soit bien assuré : plus l'espace cultivé sera grand, plus la vie des aliénés se rapprochera des conditions ordinaires de la vie réelle, et plus il y aura de guérisons. Cette hypothèse en vaut une autre. Et comme le plus grand espace procurera naturellement le plus grand produit, le département fera un double bénéfice, d'une part en rentrant dans une partie de ses dépenses et d'autre part en voyant diminuer le nombre de ses aliénés.

Concluons donc résolûment avec Candide qu'en attendant mieux « il faut cultiver notre jardin (1). »

(1) En relisant la fin de ce chapitre, je m'aperçois qu'elle pourrait motiver contre moi une accusation de scepticisme médical contre laquelle je crois devoir protester. Je ne doute pas de la médecine, je doute d'une *certaine doctrine médicale*, ce qui est bien différent. Je doute que l'organicisme (que je puis bien combattre en respectant infiniment ceux qui le professent) trouve jamais dans le cerveau l'aliénation mentale qu'il y cherche en vain depuis tant d'années; je doute surtout qu'il y trouve un remède contre cette cruelle affection.

Je me demande si la grande erreur qui a dirigé de ce côté, suivant moi, les travaux de tant de médecins capables, n'est pas celle qui a défini l'aliénation mentale une *maladie cérébrale*, et si, dans l'immense majorité des cas, l'aliénation mentale, au lieu d'être une maladie, n'est pas simplement l'un des symptômes d'une maladie ayant sa racine très-loin du cerveau.

Je crois que l'aliénation mentale pourrait être constamment produite par une altération matérielle ou fonctionnelle du cerveau sans être pour cela une *maladie* essentiellement cérébrale.

Il ne serait pas impossible, à mes yeux, qu'elle fût une maladie *cérébrale* comme la variole est une maladie *cutanée*, comme la fièvre typhoïde est une maladie *intestinale*, comme la scrofule est une maladie *ganglionnaire* ou *osseuse*, etc.; et quand je trouverais dans tous les cerveaux d'aliénés une altération toujours identique à elle-même, ce phénix toujours cherché de la doctrine organiciste, je ne me croirais pas obligé pour cela de considérer l'aliénation mentale comme une *maladie* cérébrale, pas plus que je ne regarde aujourd'hui la variole comme une *maladie* de la peau, malgré l'identité de forme des pustules qui la manifestent aux yeux et des symptômes fonctionnels que ces pustules engendrent.

Je me demande si les maladies chroniques ou constitutionnelles quelconques, que nous voyons chacune produire des *altérations* diverses suivant le tissu ou suivant l'organe qu'elle attaque, ne seraient pas bien capables de produire l'aliénation mentale; si la manie, la lypémanie, la démence, tout en restant ce qu'elles sont, en tant que symptômes, ne pourraient pas être chacune ou scrofuleuse, ou syphilitique, ou dartreuse, ou tuberculeuse, ou goutteuse, etc., etc.

Et, pour expliquer ma pensée, je suppose trois hommes, trois frères si l'on veut, dont l'un serait boiteux, l'autre phthisique et le troisième maniaque ou dément, etc., et je dis que, malgré la diversité des altérations qu'ils porteraient, ces trois hommes pourraient très-bien n'être affectés tous les trois que d'une seule et même maladie, la scrofule, par exemple, dont serait atteint leur auteur commun..... et, chose incroyable pour un organiciste conséquent, se trouver tous les trois guérissables par le même remède.

Cette manière d'envisager la question pourrait conduire, comme on le voit, à des conséquences thérapeutiques autrement importantes que celles qu'on tirera jamais de la connaissance d'un épanchement de sérosité ou d'une granulation quelconque.

J'ajoute qu'elle pourrait expliquer dans beaucoup de cas l'hérédité de l'aliénation mentale, l'efficacité jusqu'ici prééminente des moyens hygiéniques contre cette affection et la diversité des symptômes cachectiques auxquels succombent les aliénés.

Mais ce n'est pas ici le lieu de parler médecine; ce que je viens de dire suffit au but que je me proposais, et je m'arrête, me réservant d'examiner en temps et lieu l'aliénation mentale à ce nouveau point de vue.

CHAPITRE IV.

Des forces disponibles dans un établissement d'aliénés.

Une Ferme-Asile contiendrait nécessairement au nombre de ses malades, des ouvriers de professions diverses. A moins de contre-indications médicales évidentes (1), il conviendrait, dans l'intérêt des aliénés aussi bien que dans l'intérêt de l'établissement, d'employer ces malades à des travaux analogues à ceux qu'ils faisaient avant leur admission. Tout en conservant à la culture une importance prépondérante, on pourrait, au besoin, utiliser, comme cela se fait d'ailleurs aujourd'hui dans un certain nombre d'Asiles, les maçons, les charrons, les menuisiers, les serruriers, les maréchaux, etc., suivant les nécessités du service. Mais pour simplifier l'évaluation des forces disponibles, nous supposerons tous les bras occupés à la culture et aux travaux qui s'y rattachent immédiatement; aussi bien, les autres travaux devant profiter également à l'établissement, l'évaluation ne sera pas pour cela moins exacte.

Tous les renseignements que j'ai pris auprès des hommes compétents en fait de culture, fermiers, régisseurs ou propriétaires, s'accordent à évaluer le nombre de journées d'ouvriers annuellement nécessaires à l'exploitation de 100 hectares, à un chiffre qui varie entre 2 et 3.000, soit en moyenne 2.500.

Pour m'édifier aussi sûrement que possible à cet

(1) Il peut arriver, par exemple, que le délire ait sa cause occasionnelle dans des préoccupations relatives à la profession du malade, etc., etc.

égard, car la chose avait une grande importance, j'ai voulu voir de près une exploitation faite en commun et ayant, par conséquent, de grands rapports avec celle que je médite. J'ai donc visité l'établissement agricole de la Grande-Trappe, et voici les renseignements qui m'y ont été donnés avec une complaisance à laquelle je me félicite de pouvoir rendre ici témoignage.

La communauté possède 260 hectares de terrains, qui comprenaient, au moment de l'acquisition, 28 hectares d'étangs et environ 1 hectare 1/2 de bâtiments et dépendances. Restaient donc 230 hectares de terres cultivables. Ces terres, de qualité généralement médiocre, étaient alors dans un état vraiment pitoyable : on y comptait 89 hectares de bruyères, de broussailles et de taillis.

Eh bien! 40 hommes, tel est moyennement le nombre des travailleurs de la communauté, 40 frères converts, tout en s'occupant des soins habituels de la maison, tout en vaquant aux récoltes, tout en fabricant la bière ou le cidre nécessaire à la consommation, sont parvenus à défricher, à défoncer, à assainir et à mettre en rapport la plus grande partie de ce vaste domaine. Et dans quelles conditions ont-ils obtenu un tel résultat? dans les conditions les plus déplorables; je dis: au point de vue d'un travail productif; en étant insuffisamment nourris, incommodément vêtus, en reposant mal la nuit sur de mauvaises paillasses, et en travaillant six heures et demie l'été et quatre heures et demie l'hiver (1).

(1) Depuis quelques années la Trappe reçoit les jeunes détenus du département de l'Orne. Ceux-ci, lors de ma visite, y étaient au nombre de 115, parmi lesquels 50 pouvaient fournir chacun à peu près la moitié du travail d'un homme. Mais la plupart des résultats énoncés étaient alors obtenus.

Je dis qu'avec un tel spectacle sous les yeux, il faudrait être bien pessimiste pour désespérer du succès des Fermes-Asile.

Reportons, en effet, les yeux sur nos 300 aliénés : on y compterait, ai-je dit, 112 travailleurs de chaque sexe.

Dans nos 112 hommes, il ne serait pas difficile, assurément, d'en trouver 40 qui seraient des hercules en comparaison des 40 trappistes exténués par le jeûne, par les veilles et par les privations de toutes sortes, dont il a été parlé plus haut. Supposons qu'en travaillant huit heures par jour ils ne fassent pas néanmoins plus de besogne que les 40 trappistes travaillant moyennement cinq heures et demie, on arrivera encore à conclure qu'ils pourraient, sans l'assistance des 72 hommes et des 112 femmes dont nous n'avons pas parlé jusqu'ici, suffire, comme les trappistes, à l'exploitation de 230 hectares.

C'est incroyable ; dira-t-on, je l'accorde volontiers, et je ne l'aurais pas cru moi-même il y a vingt ans ; mais ici ce n'est pas moi qui parle, c'est l'expérience, ce sont les chiffres ; il ne s'agit donc pas de croire, puisque je démontre. Reprenons d'ailleurs, comme vérification, le calcul sous une autre forme.

Il faut, avons-nous dit, 2.500 journées d'ouvriers ordinaires pour exploiter 100 hectares ; il n'en faudrait donc que 5.750 pour en exploiter 230. Or je suppose que nos 40 aliénés, bien que choisis parmi les meilleurs travailleurs, ne vaillent que 20 ouvriers ordinaires ; je suppose qu'ils ne travaillent que deux cents quatre-vingt-dix jours par an ; ils fourniront encore, malgré ces retranchements exagérés, l'équivalent de 5.800 journées d'ouvriers, quantité plus que suffisante pour le travail dont il s'agit. Il me semble que la démonstration est complète en ce point.

Mais, objectera-t-on, « pour l'exploitation des 230 « hectares dont vous parlez, le travail des 40 hommes « n'eût pas suffi sans l'aide d'animaux domestiques en « assez grand nombre ; cette aide n'a pas été comptée « non plus dans l'évaluation qu'on vous a donnée du « nombre de journées nécessaires à l'exploitation de « 100 hectares que vous avez prise pour type ; ainsi, « par exemple, dans les fermes des environs de Paris, « on compte qu'il faut, outre les ouvriers, domesti-« ques ou gens de journée, un attelage pour 40 à 50 « hectares ; ce qui supposerait dans la Ferme-Asile « 8 à 10 chevaux à ajouter aux 40 aliénés ; c'est là un « élément dont vous avez oublié de faire mention. »

Dieu me garde de dire qu'il ne faudrait pas de chevaux ! je montrerais par là une grande ignorance de la question ; et d'un autre côté, la malveillance ou la prévention ne manquerait pas, là-dessus, de m'accuser de transformer les aliénés en bêtes de somme ; mais, je dis que, si l'on y trouvait un avantage, on pourrait n'en avoir que 4 ou 5, au lieu de 8 ou 10 ; et cela, dans le but d'occuper les 72 aliénés, dont nous avons jusqu'ici fait abstraction, et dont le travail, dans son ensemble, en ne supposant à chacun que la valeur d'un demi-ouvrier, équivaudrait au travail de 5 chevaux (1).

Après ces prélèvements, il nous reste à employer, par surcroît, le temps et la force de nos 112 femmes travailleuses, qui seraient chargées de tous les ouvrages

---

(1) Suivant de nombreuses expériences citées par M. Victor Borie dans le *Journal d'agriculture pratique* (1857, n° 6, p. 259), le travail d'un cheval équivaut à celui de huit hommes.

d'intérieur, des menues façons de la culture, et qui laisseraient ainsi le temps des hommes entièrement disponible.

Si l'on rapproche maintenant ce résultat de celui qui a été noté dans le chapitre III à propos des cultures des colonies hollandaises, on est amené à reconnaître que de quelque côté que l'on considère la question, les conclusions sont identiques ; et je suis dans une grande erreur, ou l'habile célérier de la Trappe s'applaudirait fort s'il voyait réunis dans sa main de tels éléments de prospérité.

CHAPITRE V.

Situation à donner aux Fermes-Asiles. — Conditions économiques. — Constructions. — École d'agriculture. — Influence morale sur les aliénés et sur les populations.

Situation. La Ferme-Asile doit être placée au milieu des champs, dans le voisinage d'une ville populeuse, assez loin de celle-ci pour n'en pas redouter l'octroi, assez près pour pouvoir aisément y renouveler ses provisions et y faire consommer ses produits : une distance de 2 à 6 kilomètres me paraîtrait réunir ces conditions favorables.

Ces conditions marquent la distance qui sépare l'économie des Fermes-Asiles de celle des Asiles actuels.

Ceux-ci, s'efforçant de vivre de leur propre substance, se complaisent à fabriquer quelques douzaines de chapeaux de paille et de chaussons de lisière, quelques centaines de kilogrammes de fil, quelques centaines de mètres de toile, etc., et vantent leur activité quand, avec 200 travailleurs, ils parviennent à montrer au bout de l'année pour quelques milliers de francs de produits. C'est l'économie des animaux hibernants : prendre le moins possible et se pelotonner pour ne rien perdre.

La Ferme-Asile, au contraire, est une véritable exploitation industrielle, travaillant pour elle-même et pour la consommation extérieure. On y connaît le prix du temps et la valeur de la division du travail; on y vend sans regret tout ce qu'on n'y consommerait pas avec avantage; on y achète au dehors, sans hésiter, tout ce qu'on ne pourrait pas produire soi-même à meilleur compte; on n'y occupe pas un homme de six pieds à tresser de la paille quand il est capable d'abattre des arbres ou de défoncer des bruyères; on y est au courant des procédés de production les mieux appropriés au pays qu'on habite et l'on s'efforce de s'y créer des débouchés, sans lesquels la culture languit, météorise son maître et ne le nourrit pas. Voilà pourquoi la Ferme-Asile doit être nécessairement située à portée d'une ville qui permette un échange facile de consommations et de produits.

Bâtiments d'habitation. Les bâtiments d'habitation de la Ferme-Asile doivent être, suivant moi, réduits aux simples proportions des bâtiments ruraux : au rez-de-chaussée, des réfectoires servant en même temps d'ateliers de travail pendant la mauvaise saison et pendant les jours de pluie; au premier étage, et peut-être même au deuxième, s'il y avait lieu, des dortoirs doubles, contenant chacun deux rangées de lits; on arriverait à ces dortoirs au moyen d'un large corridor central éclairé par le toit et muni, à chaque extrémité, d'une haute cheminée d'appel pour la ventilation. Voilà tout.

La disposition proposée permettrait de restreindre de moitié, au moins, le développement longitudinal de l'édifice et de diminuer notablement la dépense de construction.

On lui reprochera peut-être d'offrir, malgré l'établissement des cheminées d'appel dont j'ai parlé, des conditions moins favorables à la ventilation que les dortoirs percés à jour sur les deux faces généralement recommandées aujourd'hui; mais c'est là un inconvénient auquel il est mille moyens de remédier, et qui d'ailleurs est, à mes yeux, beaucoup plus apparent que réel, puisque dans la pratique on ne peut, la plupart du temps, ouvrir à la fois les croisées que d'un seul côté.

Le système des ouvertures doubles a, de son côté, deux défauts énormes : c'est d'abord de rendre les dortoirs extrêmement froids pendant l'hiver et ensuite d'en faire de véritables lanternes, dans lesquelles les yeux, durant les nuits de clair de lune et durant les longues matinées de l'été, sont exposés de tous côtés à la lumière, ce qui rend le sommeil impossible; l'agitation qui se manifeste chez certains malades pendant la nuit ne reconnaît quelquefois pas d'autre cause, ainsi que Pinel et Esquirol l'ont justement fait remarquer.

Le même esprit d'économie et de simplicité doit faire également rejeter les galeries qui courent autour des bâtiments des Asiles récemment construits. Ces galeries permettent, à la vérité, de parcourir, en tout temps, l'édifice à pied sec, mais elles donnent aux constructions un air de cloître assez monotone et, considération plus grave encore peut-être, elles obstruent très-fortement le jour de toutes les pièces du rez-de-chaussée, que nous destinons, ai-je dit, à servir d'ateliers.

Je crois qu'on pourrait remplacer très-avantageusement les galeries par une simple saillie du toit sur le nu du mur, comme cela se pratique dans les gares et dans les magasins des chemins de fer. Cette saillie, sorte d'auvent, n'occasionnerait aucune dépense, et, vu la largeur des bâtiments, elle n'aurait rien de disgracieux quand même elle serait portée à 3 ou 4 mètres; elle protégerait ainsi la circulation et offrirait, en outre, le double avantage de diminuer le jour dans les dortoirs et de le laisser pénétrer dans les ateliers de travail.

La suppression des galeries nous délivrerait, du même coup, des colonnades, ornement coûteux, qu'on devrait laisser à l'usage exclusif des palais et des édifices publics auxquels elles conviennent. La colonnade est l'enseigne extérieure d'un luxe auquel les établissements d'assistance publique ne peuvent pas, ne doivent pas prétendre. En s'imposant des sacrifices pour le soulagement de ses aliénés, la société entend leur donner convenablement, largement le nécessaire, les mettre dans des conditions favorables de santé corporelle et de bien-être, mais elle n'a ni l'intention ni les moyens de leur donner du superflu. Avec le prix des colonnades, des galeries et de tous les ornements que ce genre d'architecture entraîne, on achèterait des terrains qui seraient un ornement de l'Asile au moins aussi réjouissant pour l'œil, plus satisfaisant pour l'esprit et plus profitable à tous les points de vue. D'un autre côté, cette sorte de splendeur monumentale que l'on s'est efforcé de donner aux Asiles actuels, outre qu'elle est en contradiction avec l'origine et la destination de ces édifices, est non moins contraire aux habitudes antérieures des aliénés qui doivent y résider et qui sont, pour les neuf dixièmes, des villageois dont la plupart, après leur guérison, se retrouveront dans de misérables chaumières.

Je répète donc qu'une Ferme-Asile doit être un simple bâtiment rural; mais j'entends un bâtimeut rural type, où seront réunies toutes les conditions de bon ordre, de propreté et de salubrité désirables. Alors chacun des aliénés y pourra voir un simple perfectionnement de l'habitation qu'il vient de quitter et le modèle des améliorations qu'il devra introduire dans cette dernière après son retour; car c'est là qu'il faut viser, si l'on veut que l'habitant des campagnes prenne enfin le sentiment de ce qui lui manque du côté des soins de sa personne et du bien-être qu'il doit à sa famille. Or on n'atteindra ce but qu'en lui montrant des perfectionnements auxquels il lui semble possible d'atteindre; il faut bien se garder de lui laisser croire que la somptuosité des bâtiments est une condition nécessaire de la bonne tenue d'une habitation; son indifférence à cet égard n'a pas besoin qu'on lui fournisse un tel prétexte de retourner à son apathie native.

Bâtiments d'exploitation. Non loin de l'habitation doivent être situés les bâtiments de l'exploitation proprement dite, granges, pressoirs, étables, écuries, etc, Ces constructions seront conçues et exécutées suivant le même esprit de simplicité, de convenance et d'économie qui aura dicté les plans des bâtiments d'habitation, et de manière à pouvoir être considérés comme des modèles à suivre par les aliénés et par les personnes du dehors qui viendront visiter la Ferme-Asile.

Les bâtiments édifiés, tout, désormais, doit tendre à la production. Après la curation et le bien-être des malades, c'est là le grand but à atteindre, et vers lequel toutes les forces physiques et intellectuelles doivent être dirigées sans relâche. Directeur, médecin adjoint, chefs d'ateliers, surveillants, chacun dans sa sphère d'action, doit se considérer comme ne faisant qu'un avec les aliénés pour l'accomplissement de cette tâche commune ; et, à cet effet, le règlement intérieur sera combiné pour y faire converger toutes les volontés, tous les désirs ; je développerai plus loin l'ensemble de moyens qui me sembleraient de nature à conduire à ce résultat. (V. chap. VII.)

École. Dans la plupart des Asiles actuels on a institué, avec juste raison, des écoles où l'on s'efforce de fixer l'attention des aliénés, de soutenir et de développer leur intelligence ; c'est ici qu'il y aura lieu d'établir une école, véritablement appropriée à la situation des élèves spéciaux destinés à la suivre : je veux dire, une école d'instruction agricole où l'on fera des leçons élémentaires sur les principes de l'agriculture ; sur les conditions de la végétation et de la fécondation des plantes ; sur les causes de la stérilité du sol et sur les moyens d'y remédier ; sur l'importance des engrais divers et sur les moyens de les recueillir économiquement et de les conserver sans perte (1) ; sur les asso-

(1) Quel service on rendrait aux cultivateurs si l'on parvenait à leur inculquer cette idée que perdre de l'engrais, c'est perdre de l'or ! La perte des engrais est un des fléaux de notre agriculture. Tous les habitants de la ferme-asile devront savoir, par exemple, que l'engrais humain est le plus actif et le plus précieux de tous ; et que, dans un établissement peuplé de 350 individus, la somme de cet engrais forme, à raison de 500 litres par individu, un total de 1,750 hectolitres par an ; de quoi fumer près de 17 hectares ! (Malaguti.)

lements ; sur les récoltes ; sur les soins à donner aux bestiaux, etc. ; et enfin sur la comptabilité rurale, cette ennemie du gaspillage et de la routine, autres fléaux de nos campagnes, et qui détruisent plus de produits chaque année, que ne pourrait faire la grêle unie à la gelée.

Je dis qu'un tel enseignement serait de nature à éveiller l'attention des aliénés, à soutenir leur intérêt, à leur faire, par conséquent, oublier leurs idées délirantes bien plus que les leçons de littérature ou de musique, auxquelles on a voulu parfois, et moi le premier, les astreindre : après vingt ans d'expérience, je déclare que j'aimerais autant parler chinois à un paysan de trente à quarante ans que de lui parler de la valeur des notes de la musique, dont il n'a eu jusque-là nulle idée ; au bout de trois minutes, n'y comprenant rien, il bâille et s'ennuie. Je ne parle pas des exceptions. Mais qu'on le mette sur le chapitre de son intérêt, et l'on aura mille chances d'être écouté de lui avec attention.

Ces leçons théoriques, d'ailleurs, ne devraient point être données avec un appareil scientifique capable d'inspirer l'ennui dès les premiers pas ; sans doute, on pourrait consacrer quelques-unes des longues soirées d'hiver à une exposition relativement complète des principes fondamentaux de l'agriculture ; mais, le plus souvent, les leçons devraient consister en des causeries familières faites aux travailleurs au bout du champ. Le maître qui serait tantôt le médecin directeur, tantôt le médecin adjoint, tantôt le chef de la culture, etc., assis sur un sillon, rassemblerait les aliénés autour de lui et leur ferait succinctement l'historique de la plante

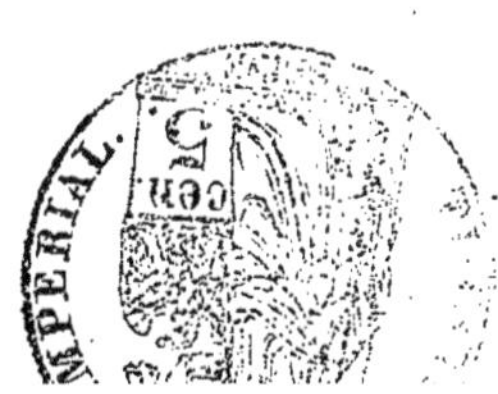

qu'ils seraient en train de cultiver; leur en apprendrait la composition; leur dirait pourquoi elle nourrit; pourquoi elle nourrit plus ou moins que telle ou telle autre; il en indiquerait les principaux usages industriels ou économiques; le mode de culture qui lui convient; pourquoi l'on doit la faire succéder dans l'assolement à telle ou telle autre plante, etc., etc.; après quoi, l'on se remettrait au travail.

Je le répète avec la conviction la plus sincère, s'il est un moyen capable de produire des effets heureux sur l'esprit des habitants des Asiles, c'est un enseignement tel, à peu près, que celui dont je viens d'exposer les principes, et tel, surtout, que la pratique ne manquerait pas de le modifier en le perfectionnant de plus en plus.

Encouragements au travail. Il y aurait, d'ailleurs, des moyens à essayer pour stimuler l'attention de ces élèves d'un genre nouveau.

Pourquoi ne tenterait-on pas, par exemple, d'instituer des groupes de travailleurs chargés de cultures similaires dans des champs différents, avec prime spéciale et extraordinaire pour le groupe qui aurait obtenu les plus beaux produits? Si, par ce moyen, ou par d'autres analogues, on parvenait à faire naître l'émulation parmi les aliénés, et à vaincre la propension à l'isolement qui forme comme leur caractère distinctif, quels avantages ces malheureux n'en pourraient-ils pas retirer? et quels avantages aussi n'en retirerait pas l'établissement, qui verrait augmenter par là ses récoltes!

Comme conclusion et comme couronnement de l'instruction agricole on pourrait adopter, principalement pour les aliénés qui offriraient quelque probabilité de guérison, un mode de roulement par séries, que MM. de Lurieu et Romand ont vu appliqué dans quelques Asiles agricoles des orphelins de la Suisse, et dont ils vantent beaucoup les résultats : ce mode consiste en ce que les travailleurs sont divisés en un certain nombre de catégories dont chacune est occupée, tour à tour et pendant un temps plus ou moins long, exclusivement à une seule espèce de travail : au labourage, par exemple, puis au jardinage ; puis aux prairies ; puis à l'étable ; puis à la porcherie, etc., etc., de telle sorte que, le cercle achevé, ceux qui l'ont parcouru en entier ont une connaissance complète de tous les travaux d'une exploitation rurale. Il n'est pas douteux, suivant moi, qu'un tel complément d'instruction ne fût très-profitable à l'aliéné qui l'aurait reçu, lorsqu'il sortirait guéri de l'établissement.

A la suite d'une semaine occupée comme le suppose ce qui précède, je suis persuadé que le jour du repos serait accueilli avec plaisir et qu'on s'y livrerait avec plus d'ardeur qu'on ne le fait aujourd'hui à ces jeux d'adresse, d'intelligence ou de gymnastique qui ont été, faute d'occupations sérieuses, institués en permanence dans certains Asiles et auxquels personne ne touche parce qu'on les a constamment sous la main. Nouvelle diversion aux idées délirantes, nouveau motif de liaisons entre les aliénés, nouveau bienfait pour l'état mental.

Mais il est une objection qui viendra naturellement à l'esprit des gens du monde et que je dois maintenant écarter : Dans tout ce qui précède, en effet, les aliénés paraissent devoir être traités à peu près comme des gens raisonnables ; or, si les murs sont abattus et remplacés par de simples règlements et des influences purement morales, que devient, dira-t-on, la garantie de la société contre les écarts de ces malades ?

Je répète ici que les neuf dixièmes des aliénés doivent être traités comme s'ils étaient parfaitement sains d'esprit. Si ce que je dis n'était pas la vérité, l'ancien système des cachots et des chaînes serait le seul qui leur fût logiquement applicable ; car comment contenir autrement des êtres dépourvus entièrement de raison ? comment expliquer ce que j'ai avancé plus haut sur leur docilité ? Dans certains Asiles on couvre les murs d'inscriptions morales ; dans quel but, si l'on s'adressait à des intelligences entièrement détraquées ? J'ai moi-même coutume de faire afficher dans chaque division de l'Asile que je dirige, les articles du règlement intérieur qu'il importe aux aliénés de connaître ; ils savent très-bien qu'ils ont à s'y conformer et ne manquent pas d'en arguer quand ils ont quelques réclamations à faire.

Le préjugé que je combats a sa source dans l'opinion, trop généralement répandue, que l'aliéné délire sans cesse, qu'il délire sur tous les points et qu'il est toujours par conséquent incoercible. Les Asiles actuels eux-mêmes ont été édifiés d'après les idées contre lesquelles je proteste. Ce n'est pas ici un reproche que je leur adresse ; je reconnais, au contraire, qu'ils ne pouvaient être conçus autrement, vu la connaissance imparfaite que l'on avait alors des véritables mœurs des aliénés. Tout y est installé comme si tous ces malades étaient ou agités, ou furieux, ou disposés au suicide ou à l'évasion, etc., or c'est là ce que dément l'expérience journalière. Les murailles construites à tant de frais dans la plupart des Asiles sont regardées à peu près comme non avenues : on conduit promener au dehors les aliénés des deux sexes ; faute de travail suffisant à l'intérieur, ils vont souvent faire de la culture à la campagne ; j'en ai vu à qui l'on faisait couper des montagnes ; j'en ai vu que l'on conduisait travailler à la journée dans des établissements industriels de la ville où est situé l'Asile ; j'en ai vu enfin que l'on occupait à construire les murs mêmes qui devaient les enfermer, d'où l'on aurait pourtant pu conclure qu'ils n'en avaient pas besoin, etc. Qu'on le sache donc, il y a un certain fonds à faire sur la raison et sur la logique des aliénés, et ce que je propose en ce sens est une extension et non un renversement de ce qui existe. Il faut donc que l'expérience acquise pendant les vingt dernières années nous profite ; et s'il se trouve un dixième des aliénés qui, dans leur propre intérêt et dans l'intérêt de la société, doivent être maintenus par des murailles, rien n'empêche de construire, comme c'est mon avis, un quartier spécial à leur usage, sans disposer pour cent des édifices qui seraient suffisants étant construits pour dix ; la société serait alors tout aussi bien garantie ; elle le serait à moins de frais et avec plus de bien-être pour les aliénés et plus de chances de guérison.

J'admets, si l'on veut, que dans la Ferme-Asile les évasions seraient un peu plus fréquentes qu'elles ne le sont aujourd'hui ; mais ces évasions ne pouvant avoir lieu que de la part des aliénés qu'on aurait jugés capables d'aller travailler au dehors, où serait réellement le mal ? D'ailleurs, parmi ceux qui s'évadent, les dix-neuf vingtièmes prennent immédiatement le chemin de leur domicile; et où iraient-ils autre part? Rien ne serait donc plus facile que de les retrouver, comme l'expérience nous le montre tous les jours.

Et que l'on ne dise pas qu'autant vaut, dès lors, ouvrir les portes des Asiles aux quatre-vingt-dix centièmes de leurs habitants. Nul ne se méprendra sur la différence de position qui existe entre les malheureux que chacun de nous a pu voir, livrés, dans leurs familles, aux duretés ou aux faiblesses ou aux tracasseries de parents vicieux ou peu éclairés; en butte aux risées, aux provocations des plaisants et des polissons de leur village, et l'aliéné modifié par les conseils qu'il a reçus, par l'habitude d'une discipline permanente; qui se sent l'objet d'une sollicitude et d'une surveillance actives, et qui sait que ses écarts seront réprimés, il est vrai sans dureté, mais aussi sans faiblesse.

Ce qui précède suffira, je l'espère, à dissiper les craintes que pourrait faire naître l'extension de la liberté des habitants actuels des Asiles, et à montrer les avantages matériels et moraux qui résulteraient de la transformation proposée ; mais, parmi ces avantages, il en est un sur lequel je veux maintenant appeler l'attention d'une manière toute spéciale : Tous les médecins qui ont écrit durant ces dernières années, sur l'aliénation mentale, s'accordent à déplorer le retard qu'on apporte, en général, à séquestrer les aliénés; tous s'accordent à attribuer à cette négligence une grande part dans l'insuccès trop ordinaire du traitement; d'où résulte pour le département l'obligation d'entretenir pendant toute leur vie des malades dont il n'eût dû payer la pension que pendant quelques mois s'ils eussent été admis en temps plus opportun ; eh bien !

parmi les causes diverses de ce déplorable état de choses, il en est une principale, suivant moi, et que le régime nouveau ne tarderait pas à faire disparaître! Il n'est pas rare encore aujourd'hui d'entendre des gens de la campagne nous demander si les malades qu'ils nous amènent auront la liberté « de sortir quelquefois de *leurs cachots*, » « et de se promener dans les cours; » qui donc s'étonnerait que, nourrissant de tels préjugés, les familles hésitent à nous confier leurs malades? On désabuse de son mieux ceux qui font de telles questions, mais on n'obtient ainsi que des résultats individuels et conséquemment fort restreints. Or croit-on que la vue d'une grande exploitation agricole à l'air libre, fonctionnant sous les yeux de toute une contrée; avec ses vastes terrains, ses bâtiments d'exploitation, ses bestiaux, ses attirails de culture, ses récoltes à faire, ses produits à vendre, etc., etc., ne serait pas de nature à éclairer les esprits bien mieux que les plus longs discours, et à dissiper promptement des préjugés si funestes aux aliénés et si ruineux pour la fortune publique?

CHAPITRE VI.

Quelques conditions de succès.

Je dois maintenant parler de quelques-unes des conditions qui me sembleraient favorables à la fondation de la Ferme-Asile, à son développement graduel et à son succès définitif.

Il faut d'abord se garder par-dessus tout de toute illusion sur la promptitude des résultats thérapeutiques et financiers de l'institution nouvelle ; car l'illusion des débuts est la source des découragements anticipés. Pour tout homme qui réfléchit, il est impossible qu'une transformation comme celle dont il s'agit, s'effectue sans quelque hésitation, et sans que des obstacles imprévus se présentent. Les médecins-directeurs, les fonctionnaires et employés de tout grade seront d'abord un peu dépaysés dans ce milieu dont ils n'auront point encore vu l'analogue; il y aura des erreurs commises, des fautes d'ignorance, et, quelquefois même, d'incapacité relative ; mais il ne faudra pas se décourager de tels obstacles, qui n'engendreront que des difficultés momentanées et transitoires que l'expérience aura bientôt aplanies.

Il ne faudra pas se poser, dès le premier jour, comme l'avaient fait les fondateurs des colonies néerlandaises, le problème d'arriver, à une époque fixée d'avance, à couvrir la dépense entière de l'établissement par le seul produit du travail des colons ; mais, au contraire, ne jamais perdre de vue cette pensée que l'entretien des aliénés est légalement obligatoire, que, dans le système actuel, on est condamné à la payer toujours et toujours sans espérance d'allégement, et considérer, en conséquence, comme un bénéfice net tous les produits de la Ferme-Asile, dès qu'ils dépasseront l'intérêt des fonds avancés pour achat de terres et pour frais de culture.

Dans de telles conditions, les directeurs pourront, avec tout le sang-froid désirable, et dans la plénitude de leur raison, calculer les chances de profits et de pertes, méditer les mesures à prendre, réparer patiemment les fautes ou les erreurs commises, et préparer enfin des résultats qu'il leur eût été probablement impossible d'atteindre s'ils eussent été troublés et comme ahuris par la préoccupation d'une échéance à jour fixe. Ces préceptes, il me semble, sont dictés par la raison, non moins que par la justice ; et, pour citer un exemple frappant, croit-on que les résultats obtenus par les trappistes, et dont il a été question plus haut, aient été réalisés dès les premières années ?

J'ai parlé d'hectares de terre par centaines ; ce n'est pas à dire qu'il soit indispensable, suivant moi, de commencer l'entreprise sur des proportions si vastes. Je crois, au contraire, qu'il serait plus rationnel, et plus profitable dans beaucoup de cas, de marcher graduellement et de s'étendre en rayonnant suivant les forces qu'on aurait précédemment acquises, et en s'appuyant, d'année en année, sur les résultats réalisés. Je crois qu'avant de se lancer dans la grande culture, proprement dite, il faudrait faire ce qu'on pourrait appeler de la petite culture en grand, et ne s'étendre qu'après avoir obtenu du terrain, primitivement cultivé, tout le produit dont il est capable.

Je ne doute moi-même nullement du succès, mais je conçois que d'autres, même parmi ceux qui adopteraient la réforme en principe, n'en tenteraient néanmoins l'application pratique qu'avec une certaine défiance, légitimée d'ailleurs par l'étrangeté actuelle de l'innovation. Je ne serais pas même fort étonné si le premier conseil général qui osera se lancer dans la voie nouvelle, excitait autour de lui des cris de surprise, des murmures, ou *même* des plaisanteries ; je ne l'engagerais pas moins pour cela à poursuivre son œuvre avec persévérance ; mais il faut reconnaître que ces défiances et ces préventions de l'opinion publique constituent des difficultés réelles. Ces difficultés, le système de l'extension progressive les ferait disparaître en partie. Et, d'un autre côté, comme ce succès ne pourrait être compromis par la modestie des débuts ; comme ces débuts seraient eux-mêmes un commencement de la tâche entreprise et un acheminement à la constitution définitive, on se contenterait de l'étendue rigoureusement suffisante pour que l'exploitation pût avoir lieu dans des conditions favorables, et que les frais généraux ne fussent pas hors de proportion avec les produits obtenus. 30, 40 ou 50 hectares, par exemple, suffiraient dans les premiers temps, pourvu que l'emplacement en fût bien choisi et permît l'adjonction facile des terrains environnants. Cet espace, considérable par rapport à ce qui existe aujourd'hui, mais médiocre par rapport aux agrandissements possibles, serait comme une transition entre l'un et l'autre système ; il serait suffisant pour permettre à l'administration de l'Asile de faire ses preuves, et la dépense de première mise qu'il occasionnerait ne serait pas assez grosse pour éveiller les terreurs de ceux qui ne voient en toute innovation que rêveries et menaces de ruine.

Qu'on ne m'objecte pas la lenteur des résultats qui suivrait ces mesures de prudence : qu'est-ce que la lenteur pour qui ne doit pas mourir? On est trop porté, pour l'ordinaire, à juger de l'économie des institutions publiques suivant les règles de l'économie domestique vulgaire, sans réfléchir qu'il y a entre l'une et l'autre une différence radicale qui rend incomparables les situations respectives. Les établissements publics, par cela seul qu'ils vivent sans terme, ont, sur les particuliers un avantage incalculable quand il s'agit d'entreprises de longue haleine. Le temps, qui tue ceux-ci et qui souvent les ruine, en excitant chez eux l'impatience de jouir et en les poussant à des spéculations hasardeuses, est, au contraire, pour ceux-là, une source inépuisable de force, de richesse et de sécurité. Pouvant attendre, ces derniers ne doivent donc rien compromettre par l'impatience du succès ; le succès ne peut leur échapper; car, pour peu que le germe en ait été déposé dans leur constitution primitive, le temps ne manquera pas de le féconder et de le développer tôt ou tard. La prospérité bien connue de tous les anciens biens de main-morte n'a souvent pas eu d'autre cause que l'élément dont je parle. On sait bien, pourtant, que leurs propriétaires n'étaient pas tous des modèles de travail assidu, d'ordre ni de bonne administration; mais en vain ceux-ci multipliaient-ils les erreurs et les fautes; le temps ne manquait jamais de calmer les orages qu'ils avaient amoncelés, et les remettait à flot au moment où le timide jugement de l'économie vulgaire les eût condamnés à périr sans retour. Cette expérience des siècles se renouvellerait certainement dans les Fermes-Asiles, pour peu qu'on voulût bien ne rien gâter par une précipitation mal entendue et laisser aux éléments de succès le temps de se développer.

Mais quoi ! les sacrifices que je demande sont immédiats; et faut-il, suivant moi, n'en attendre la compensation que pour nos arrière-neveux ? J'ose espérer que les personnes un peu versées dans la science agricole et celles qui m'auront lu avec quelque attention, n'interpréteront point ainsi ma pensée : je n'ai voulu que demander le temps nécessaire à toute entreprise qui commence, et prémunir le lecteur contre des espérances exagérées; la portée de mon avertissement ne va pas au delà.

Au nombre des conditions de succès, il faut compter pour une grande part le choix judicieux des cultures, des modes d'exploitation, des engrais, des instruments aratoires, etc., etc.; mais ce sont là des questions que je ne puis aborder dans un travail sommaire comme est celui-ci. Qu'il me suffise d'indiquer, en quelques mots, la direction générale qu'il me paraîtrait convenable de donner à l'exploitation pour la rendre aussi fructueuse que possible.

Je pense que chaque Ferme-Asile devrait approprier ses produits aux besoins, aux ressources et à la nature du pays où elle serait située, avec lequel elle se trouverait en rapport immédiat, et qui constituerait le marché principal où auraient lieu ses échanges. Ce cas, qui serait le plus ordinaire, ne devrait pas, néanmoins, être considéré comme une règle invariable. Rien n'empêcherait, dans de certaines circonstances données, de travailler en vue d'une consommation plus lointaine : avec les voies actuelles de communication, on conçoit qu'une Ferme-Asile, située dans le nord, pourrait destiner ses produits aux départements du Midi quand elle y trouverait un avantage, et réciproquement; mais cette œuvre d'une spéculation déjà avancée ne pourrait, je crois, être prudemment entreprise dès les premiers temps de la fondation. Avant d'étendre ainsi ses ailes, l'établissement devrait d'abord prendre des forces sur le sol natal et faire ses preuves sous l'œil même des populations qui auraient le plus d'intérêt à contrôler ses produits et ses actes. Mais, sans s'éloigner de la contrée, il est des sortes de cultures qui, partout, seraient merveilleusement appropriées à la constitution de la Ferme-Asile : ce sont celles qui exigent relativement plus de main-d'œuvre que de mise de fonds. En première ligne viendraient les plantes potagères, qui occupent peu d'espace et sont partout d'un débit facile et lucratif. On devrait, suivant moi, leur donner autant d'étendue que possible. On y joindrait la culture des arbres fruitiers, qui peuvent, dans de telles exploitations, occuper le sol et les murs sans nuire sensiblement aux récoltes, et dont les produits sont une ressource assurée, aussi bien comme objet de consommation que comme objet de commerce.

En second lieu viendraient les plantes sarclées, agricoles ou industrielles, dont le prix est toujours élevé à cause de la main-d'œuvre qu'elles exigent, et qui seraient, par là même, très-productives pour un établissement pouvant chaque jour disposer d'un grand nombre de bras. Ces plantes, auxquelles on joindrait les plantes fourragères, devraient donc former le fond de l'exploitation et la base des assolements ; elles permettraient d'élever de nombreux bestiaux, dont les produits en viande, en laitage, en toisons, etc., etc., contribueraient à la prospérité financière de l'exploitation, et qui, par la production d'engrais abondants, seraient à leur tour la cause d'une production nouvelle.

En un mot, on ne devrait jamais cesser de s'inspirer de ce passage du livre de M. L. de Lavergne : « Ce qui « caractérise l'économie rurale anglaise c'est moins la « grande culture proprement dite que l'érection de la « culture en industrie spéciale et la quantité de capital

« dont disposent les cultivateurs de profession. Ces « deux caractères dérivent l'un et l'autre de l'immense « débouché de la population non agricole (1). »

Cette remarque d'un observateur si compétent doit être regardée comme un précepte fondamental par tout cultivateur ami du progrès et soigneux de ses intérêts véritables. Sans débouchés, en effet, pas de capitaux; sans capitaux point d'avances à la terre ; et sans avances à la terre point de produits : on est dans un cercle vicieux.

Ce peu de mots sur la direction générale à donner aux cultures des Fermes-Asiles, suffit au but que je me propose. Je veux qu'on sache bien d'ailleurs que je ne prétends pas ici tracer des règles inflexibles dont l'oubli devrait nécessairement, dans mon opinion, amener la décadence des établissements ; je reconnais, au contraire, qu'une multitude de circonstances, de temps, de lieu, de climat, etc., y pourraient apporter des modifications plus ou moins profondes, et je sais qu'il faut laisser en tout une grande latitude à ceux qui, sous leur responsabilité, seraient chargés de l'application.

Mais maintenant que j'ai terminé cette esquisse, je le demande à tout homme non prévenu et un peu au courant des questions agricoles, où est l'exploitation, où est la ferme réunissant tant d'éléments de prospérité, des terres, des instruments de travail, des bras autant qu'on en aurait besoin, des avances et du temps ?

---

(1) Ouvrage cité, p. 168, 2e édition.

CHAPITRE VII.

Administration.— Direction.— Personnel.— Organisation.

Trois ordres d'agents seraient nécessaires pour mettre ces éléments en œuvre :

1° Le directeur qui, suivant moi, devrait toujours être le médecin en chef, et qui, pour mieux caractériser le but final de l'œuvre, devrait porter la qualification de *médecin-directeur* au lieu de celle de directeur-médecin, qu'on lui donne aujourd'hui ;

2° Les chefs d'atelier ;

3° Les surveillants.

Dans quelles conditions chacun de ces trois ordres d'agents devrait-il fonctionner pour le plus grand bien de l'œuvre commune ? c'est ce qu'il me reste à exposer maintenant.

1° *Médecin-directeur*. Non-seulement il aurait sous sa dépendance tout ce qui se rapporte à la santé corporelle et morale des aliénés, mais à lui seul appartiendrait l'initiative des mesures intéressant la prospérité de l'exploitation : il serait comme le moteur général de l'organisme producteur.

Quand on songe à la gravité des devoirs qu'il aurait à remplir à ce double titre, à la multiplicité des connaissances qu'il devrait réunir pour diriger et administrer avec fruit un tel domaine, à l'activité, à la probité dont il devrait être pourvu, aux difficultés de toutes sortes qu'il pourrait avoir à vaincre, on serait porté à lui attribuer une latitude d'action presque indéfinie, une initiative sans autres limites que sa responsabilité personnelle ; on sent que pour obtenir de lui tout le bien dont il est capable il faudrait le placer dans des conditions morales aussi rapprochées que possible de celles où il se trouverait si la Ferme-Asile était sa propre chose et que l'exploitation s'en fît à son profit.

Mais outre qu'un tel fardeau dans de telles conditions serait bien lourd à porter, on ne doit pas oublier, d'autre part, que l'administration supérieure ne peut, dans un intérêt particulier, même très-considérable, abdiquer la haute tutelle dont la société l'a investie. L'intérêt général est son principe et sa raison d'être; l'abandonner alors ce serait se nier elle-même, et c'est pour elle un devoir rigoureux de diriger et de surveiller sans relâche et sans acception de personnes, les fonctionnaires chargés de la représenter. De la hauteur où elle est placée, les aliénés, l'établissement qui les renferme et le département lui-même ne peuvent lui apparaître que comme des mineurs, et c'est ce qu'ils sont en effet. Quelque confiance que le médecin-directeur lui inspire, l'administration supérieure ne peut donc remettre sans contrôle entre ses mains leurs intérêts qu'il pourrait compromettre, ne fût-ce que par un zèle mal éclairé ou peu réfléchi. Si la dépendance excessive du médecin-directeur risquerait d'amener les résultats désastreux que nous avons vus se produire dans les colonies néerlandaises, son indépendance trop absolue et dépourvue d'un contrôle puissant, mettrait en péril les intérêts que l'administration a pour mission de sauvegarder. Danger par insuffisance d'initiative ou danger par insuffisance de contrôle; voilà donc les deux écueils qu'il importe d'éviter.

La conciliation des nécessités qui découlent de cet état de choses n'est point œuvre facile; elle est hors de ma compétence ; je la déclare au-dessus de ma portée, et sous aucun rapport il ne m'appartient de la tenter.

2° *Chefs d'atelier.* Sous ce titre, je comprends le chef des cultures, le jardinier en chef et le directeur des ateliers intérieurs. A ces employés revient l'initiative des propositions à soumettre au directeur pour ce qui concerne les travaux de toutes sortes. Chacun d'eux, dans sa spécialité, peut avoir une très-grande influence sur la quantité, sur la qualité des produits et sur leur valeur vénale. Ils doivent donc être des hommes intelligents, honnêtes et capables. Pour les avoir dans de telles conditions, l'administration devra leur offrir une rémunération suffisante ; sans quoi l'on n'obtiendra jamais que des collaborateurs médiocres, et par conséquent ruineux.

Et, comme il importe que leur intelligence soit toujours activement tournée vers tous les perfectionnements possibles, je n'hésiterais pas à proposer de leur allouer, outre leur traitement annuel, un droit proportionnel sur la valeur des produits récoltés.

3° *Surveillants.* Cette rémunération proportionnelle ne devrait pas être appliqué aux surveillants, dont les fonctions, suivant le système que j'expose, diffèrent entièrement de celles des chefs d'atelier.

Ce sont les surveillants qui, devant avoir les malades constamment sous les yeux, pendant le travail, pendant les récréations, pendant les repas et même pendant le sommeil, sont spécialement chargés d'appeler l'attention du médecin sur l'état mental et corporel de chacun d'eux. Ils ont à inscrire dans leur rapport journalier tout ce qui leur paraît digne de quelque intérêt, et, par-

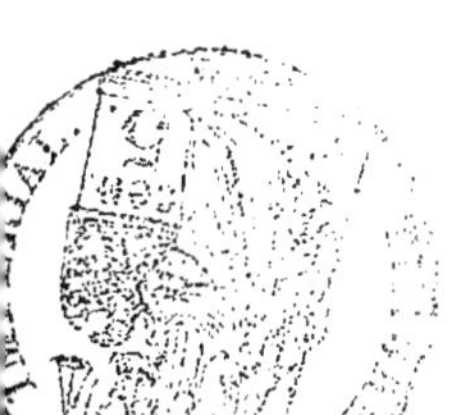

ticulièrement quand il s'agit du travail, les aptitudes spéciales qu'ils remarquent, les désirs qu'on leur exprime, les répugnances qu'on leur manifeste, etc. ; ils doivent signaler les hommes qui leur semblent fatigués ou souffrants, etc., etc. En un mot, tandis que les chefs d'atelier, agents particulièrement administratifs, doivent pousser de toutes leurs forces à la production. je considère les surveillants comme étant principalement agents du service médical, et comme devant exercer, en cette qualité, sur les aliénés, non-seulement une surveillance de police, mais, bien plus encore, une surveillance de protection.

Le mérite des premiers consiste à tirer le plus grand parti possible des choses ; le mérite des seconds est de veiller, autant qu'il est en eux, au bien-être physique et moral des hommes. Il est, par conséquent, d'une bonne et sage administration de ne les point placer entre leur devoir et leur intérêt ; de ne pas les exposer à la tentation d'abuser, par l'appât du bénéfice, des forces de ceux qui sont confiés à leur garde.

La réunion de qualités que supposent les fonctions de surveillant ainsi comprises, ferait un devoir à l'administration de la Ferme-Asile de choisir ces agents avec le plus grand soin parmi les hommes les plus dignes, et je dis même les plus honorables malgré l'humilité de leur emploi. Et, quand elle les aurait choisis, elle devrait, après un certain temps d'épreuves, faire tous ses efforts pour se les attacher. A cet effet, je proposerais de leur assurer un traitement convenable, dont le chiffre serait augmenté chaque année, comme cela se fait d'ailleurs dans certains Asiles actuels, d'une somme déterminée à l'avance et jusqu'à un certain maximum fixé; je voudrais ensuite que leur sort fût assuré en cas de blessures graves reçues dans le service, et enfin qu'on leur constituât une retraite qui leur permît de consacrer avec sécurité leur vie entière à leurs utiles fonctions.

Dans de telles conditions, lorsqu'ils se verraient l'objet d'une sollicitude qui les honorerait aux yeux du public et les élèverait dans leur propre estime, ils sortiraient du rang de mercenaires vulgaires, et j'ai la confiance qu'on pourrait compter presque sûrement sur leur dévouement et sur leur zèle.

Pour terminer ce qui concerne l'organisation du personnel, c'est ici le lieu de compléter ce que j'ai dit au chap. III des moyens à employer pour attirer les aliénés au travail.

Il est un mobile dont l'action, comme complément des autres, serait, suivant moi, décisive et qu'il faudrait se bien garder de négliger; qui ferait converger toutes les volontés, même les volontés hésitantes, vers le but à atteindre; qui, unissant tous les travailleurs de l'établissement en un seul faisceau, transformerait en un vigoureux instrument de production des éléments presque impuissants aujourd'hui parce qu'ils sont épars; ce mobile, qui n'a rien, quoi qu'on en ait pu dire, d'incompatible avec les sentiments même les plus élevés, c'est l'intérêt. Il faut que, dans la Ferme-Asile, chacun de ceux qui concourent directement à la production soit intéressé à la prospérité de l'établissement. Quand cette prospérité sera devenue la condition et le gage de la prospérité commune, quand tout profit, quand toute perte aura son retentissement sur la bourse de chaque travailleur, on peut être assuré que l'attention générale sera tenue en éveil, et l'on sera surpris de la transformation qu'on verra promptement se produire.

Je serais donc d'avis d'attribuer aux aliénés qui exécutent les travaux une certaine part dans la valeur des produits, comme je l'ai proposé plus haut pour les chefs d'atelier qui les prévoient et les dirigent.

Alors les intérêts de la Ferme-Asile et ceux des travailleurs qui doivent, par leur intelligence ou par leurs bras, contribuer à sa prospérité, deviendraient véritablement solidaires. Et j'imagine qu'avec un personnel ainsi lié à l'établissement par l'honneur, par la reconnaissance, par l'intérêt et je puis bien ajouter maintenant par l'affection, on pourrait compter sur des résultats sérieux et durables.

Quant à l'influence qu'une organisation du travail comme celle qui a été décrite pourrait exercer sur l'esprit des aliénés, je crois quelle serait immense : d'abord elle répondrait à la deuxième objection produite dans le chap. III et qui consiste à dire que le travail des aliénés, comme celui des colons néerlandais, serait rendu improductif par l'indifférence des producteurs au succès de l'œuvre ; en attirant les aliénés au travail bien plus qu'elle ne les y contraint, elle rend le travail libre ou presque libre ; en changeant la rémunération actuelle, qui par son exiguïté prend un peu l'apparence d'une aumône, en une participation proportionnelle aux efforts de l'aliéné, elle éloigne la pensée de tout rapprochement entre les établissements nouveaux et les maisons anglaises de travail forcé ; elle relève la dignité de l'aliéné et entretient en lui le sentiment de sa valeur personnelle ; elle lui fait sentir à chaque instant le besoin du concours et de l'assistance de ses semblables et par là, tend à vaincre sa funeste propension à l'isolement; enfin elle lui donne l'espérance d'abord, et ensuite la possibilité de faire participer sa femme et ses enfants au partage de ses petits bénéfices, et entretient ainsi le lien de famille que l'Asile actuel tend à amoindrir de plus en plus.

J'entends d'ici les objections sur le surcroît de dépenses qui devra résulter de la participation dont je parle; mais ce n'est pas ma faute si la nature humaine est ce qu'elle est, et si les hommes, quoi qu'on en puisse dire, ne font jamais abstraction complète de leur intérêt personnel. Je dis que, les choses étant ainsi, il est sage de les accepter comme une nécessité absolue, et de suivre les indications qui découlent de leur nature.

Il faut pourtant en finir avec ce vieux système d'économie prétendue, qui ruine notre agriculture, et en vertu duquel le cultivateur français ménage l'engrais à ses terres et la nourriture à ses chevaux. Mais, terres et chevaux, qu'on ne l'oublie pas, sont comme maître Jacques: ils ne préparent de bons dîners que quand on leur donne beaucoup d'argent. La question, en économie, n'est pas de savoir combien on dépense, mais combien la dépense rapporte. Plus on dépense et plus l'on gagne, pourvu que l'on sache dépenser à propos. C'est là un principe, Dieu merci, que l'on commence à comprendre, et qu'il est digne d'un gouvernement progressif d'enseigner, par le précepte et par l'exemple, à nos cultivateurs, encore si profondément et si malheureusement enfoncés dans l'antique et ruineuse routine.

Songeons à ce qu'a fait l'agriculture anglaise : assurément, celui qui eût conseillé, il y a cent ans, aux propriétaires de tant de landes désolées dont était alors couvert le sol du Royaume-Uni, d'y jeter le dixième de l'or qu'on y a enfoui depuis cette époque, eût passé pour un insensé; et cependant nous voyons aujourd'hui ce que sont devenues ces terres stériles sous l'influence des capitaux qu'on leur a prodigués. Ces prétendues dépenses folles, qui, dans beaucoup de cas, effrayent l'imagination et semblent défier le bon sens (1), ont transformé l'Angleterre; elles en ont fait le premier pays agricole du monde, et enrichi les hommes de génie qui ont osé en concevoir la première pensée. Qu'un tel exemple ne soit pas perdu pour nous! Sous notre climat et sur le sol de la France, généralement plus favorable à la culture que le sol anglais, nous pouvons aisément renouveler le même miracle et le dépasser, si nous savons user des mêmes moyens. Laissant donc derrière nous des théories désormais condamnées par l'expérience, suivons résolûment la voie qui nous est tracée par la nature et ayons enfin le courage de nous avouer à nous-mêmes que rien ne vient de rien : s'il s'agit de terres, engraissons-les ; s'il s'agit de bestiaux, nourrissons-les ; s'il s'agit d'hommes, payons-les ! Alors nous serons dans la raison, nous serons dans la justice, nous serons dans la vérité; les lois naturelles, que, jusqu'ici, nos préjugés, notre ignorance et notre avarice avaient tournées contre nous, seront désormais pour nous, et nous recueillerons au centuple le prix des efforts que nous aurons faits pour les connaître et pour y conformer notre conduite.

---

(1) On ne saurait trop lire à ce sujet le précieux ouvrage déjà cité de M. de Lavergne.

CHAPITRE VIII.

Comptabilité.

La comptabilité actuelle des Asiles est la même que celle des hôpitaux et hospices; et cela se conçoit, puisque, en 1838, date de la loi qui fonde les Asiles, on ne pouvait concevoir ces établissements que comme de véritables hôpitaux, ne différant des autres que par le genre de malades qu'ils étaient destinés à recevoir.

Mais, pour peu qu'on y réfléchisse, il devient évident qu'un système de comptabilité exclusivement approprié à des établissements où tout ce qui entre doit être nécessairement consommé sur place, ne saurait convenir à la Ferme-Asile, ni même à l'Asile actuel, qui sont destinés à faire toutes les opérations d'un véritable commerce.

Pour justifier ce que j'avance, je demande la permission de citer, à titre d'exemples, quelques-unes des dispositions des budgets et de la comptabilité-matières qui me semblent demander les modifications les plus urgentes.

Budget. Chaque titre du budget actuel, titre des recettes et titre des dépenses, ne comporte que deux coupures, sous le nom de *sections*. La première section comprend les recettes ou les dépenses en argent; la seconde a trait aux recettes et dépenses en nature.

Je pense que la comptabilité gagnerait en clarté par l'introduction, dans chaque titre, d'une troisième section destinée à constater les faits relatifs à l'exploitation.

Sous cette troisième section on enregistrerait : en recettes, tous les produits de la vente, qui seraient par là distingués des recettes provenant de tout autre source, telles que rentes sur l'État, pensions d'aliénés, etc. ; en dépenses, toutes les dépenses faites uniquement en vue de l'exploitation, et qui sont bien moins des dépenses réelles que des avances faites à la terre ou à l'atelier, et que nous confondons aujourd'hui avec les dépenses mortes, comme nourriture des aliénés, vêtements, lingerie, dépenses du coucher, frais de culte, etc.

Cette troisième section permettrait, comme on le voit, de comparer les dépenses aux recettes de l'exploitation proprement dite, et d'en faire pressentir approximativement les résultats.

Quoi qu'on puisse penser de l'utilité ou de l'opportunité de cette addition, il serait très-désirable, suivant moi, qu'on pût introduire dans le titre des dépenses un article de dépenses éventuelles, relatives aux opérations commerciales journalières, telles que, par exemple, achat de mobilier vivant, échanges d'animaux domestiques, remplacement d'un troupeau vendu, etc., etc. ; faute de quoi l'on se trouve très-souvent embarrassé dans la pratique.

Comptabilité-matières. Le système actuel de la comptabilité-matières suppose que tout produit récolté doit nécessairement être vendu sans entrer en magasin, ou entrer en magasin pour être nécessairement consommé. On ne pouvait prévoir, dans l'hypothèse où l'on était placé, un troisième moyen pour le produit récolté de sortir des mains de l'économe. Or ce troisième moyen n'est autre, précisément, que la vente ; c'est-à-dire celui qui, dans un établissement comme serait la Ferme-

Asile, où même, comme est l'Asile actuel, doit, par son importance et ses résultats, primer de beaucoup les deux autres. Il y a donc là évidemment une lacune à combler.

Cette nécessité admise, voyons brièvement quelles conséquences découlent de l'état de choses actuel.

Le produit récolté étant déposé dans les magasins pour être vendu, il peut se présenter deux cas : ou le produit est vendu intégralement dans le courant de l'année de la récolte; ou il est vendu dans les années suivantes.

Le premier cas, qui est le plus simple, paraît, au premier coup d'œil, ne devoir offrir aucune difficulté; mais voici l'obstacle qu'y met la comptabilité actuelle : tout produit récolté, en même temps qu'il entre en magasin, doit être évalué en argent, au taux des mercuriales du jour, et cette valeur d'évaluation est portée immédiatement en recettes sur les livres du receveur, comme argent reçu. Ce mode de procéder ne présenterait aucun inconvénient, si le produit sortait du magasin pour être consommé, comme cela a lieu dans les hôpitaux et hospices, mais lorsque, au lieu d'être consommé, le produit est vendu, comme nous le supposons dans le cas actuel, qu'arrive-t-il ? Il arrive que le receveur est obligé d'en encaisser la valeur de vente, après en avoir encaissé la valeur d'évaluation à l'entrée, et que le produit paraît ainsi deux fois en recettes.

Dans le second cas, c'est-à-dire lorsque le produit n'est pas vendu durant l'année de la récolte, il doit être reporté sur les livres de l'économe, comme restant en magasin au 1er janvier de l'année suivante; et, supposant qu'il soit vendu pendant cette seconde année, la valeur de vente sera perçue par le receveur dans le courant d'un exercice qui n'est pas celui de la récolte. D'où il suit que la valeur du même produit paraît pour le prix d'évaluation à l'entrée dans le compte d'exercice de l'année de la récolte et pour la valeur de vente dans le compte de l'exercice suivant ; c'est-à-dire que le compte de chaque exercice est forcément inexact.

Enfin, il peut arriver que le produit entré à nouveau en magasin au 1er janvier qui suit l'année de la récolte, se trouve mélangé à un produit similaire, récolté pendant cette seconde année. Si donc on vient à vendre une partie seulement du produit total dans le courant de cette seconde année, l'économe n'a aucun moyen de constater à quelle année de récolte appartenait le produit vendu, ni, par conséquent, à quelle année appartient le produit restant en magasin ; et l'on ne sait plus alors comment établir le compte.

Ces exemples suffisent à montrer ce que je me proposais d'établir, que la comptabilité des hôpitaux est insuffisante, lorsqu'on veut l'appliquer à un établissement qui produit pour vendre; je n'y insisterai donc pas.

Dans l'état actuel, on éprouve quelquefois, comme je l'ai dit, de l'application de ces règles des embarras assez sérieux quand il s'agit d'établir les comptes d'exercice; on en vient néanmoins assez facilement à bout par quelques notes explicatives, par quelques articles de déduction, etc., parce que nos produits sont encore peu nombreux et peu variés ; mais dans une exploitation importante il n'en saurait être ainsi, et l'ensemble de la comptabilité pourrait s'en trouver plus ou moins gravement affecté.

En signalant les points de la comptabilité qui me semblent principalement défectueux, je ne puis prétendre à tracer le plan des modifications dont ils sont susceptibles ; c'est là une tâche qui ne peut incomber qu'à l'administration supérieure : elle seule possède beaucoup d'éléments qui me feraient défaut pour traiter la question dans son ensemble et l'autorité nécessaire pour ordonner les réformes qui lui paraîtraient justifiées.

S'il m'était permis de donner mon opinion sur cette question délicate, je dirais que la comptabilité rurale, telle qu'elle est généralement comprise et appliquée, me semblerait très-bien appropriée à la destination des Asiles actuels et de la Ferme-Asile. Je pense qu'elle éluciderait les écritures, qu'elle faciliterait le travail administratif et se prêterait à toutes les exigences d'une vérification sévère. Je ne verrais d'ailleurs ni inconvénient ni impossibilité, si la chose paraissait convenable, à la rapprocher, par quelques modifications appropriées, des règles et des traditions qui ont été suivies jusqu'à ce jour.

CONCLUSION.

Et, maintenant, jusqu'à quel point ai-je rempli les conditions du problème posé?

1° Par rapport aux aliénés :

La Ferme-Asile renverse les murailles de l'Asile actuel, qui désolent et révoltent les aliénés pourvus d'énergie et qui accablent ceux qui en manquent.

Elle permet ainsi aux premiers de dépenser utilement

leur activité; elle incite les seconds à secouer leur torpeur; elle combat les idées délirantes de tous en fixant leur attention, en attirant leurs pensées au dehors d'eux-mêmes, et les met par là sur la voie de la guérison.

Elle remplace la séquestration habituelle de tous par la séquestration temporaire de quelques-uns.

A moins de circonstances exceptionnelles et transitoires, elle rend à l'aliéné les souvenirs et les habitudes saines de sa vie antérieure en le plaçant sans barrières au milieu des champs.

En stimulant l'aliéné au travail par l'attrait combiné de l'amour-propre et de l'espérance du bénéfice, elle fait disparaître toute idée de contrainte et le rapproche ainsi de l'état de liberté.

En transformant l'aliéné de salarié en sociétaire, elle l'intéresse au succès de l'œuvre, elle l'élève à ses propres yeux et lui donne le sentiment de sa valeur personnelle et de sa dignité.

En l'associant par le travail à ses compagnons d'infortune, elle substitue chez lui l'émulation, qui profite à tous, à la concurrence égoïste qui extermine les faibles; elle lui fait sentir la solidarité qui l'unit à ses semblables.

En ravivant en lui les sentiments de charité, de sociabilité, que ses préoccupations maladives tendent à lui faire oublier de plus en plus, elle combat sa propension à l'isolement, l'une des plus tristes conséquences et l'un des caractères distinctifs de son état mental.

En lui permettant des rapports faciles et fréquents avec ceux qui lui sont chers, en lui faisant espérer qu'il partagera avec eux le fruit de son travail, elle entretient en lui le lien de famille que la séquestration actuelle tend à affaiblir plus complétement chaque jour.

En permettant de le rapprocher des conditions de la vie ordinaire, elle dépasse en bienfaits pour l'aliéné tous les systèmes mis en pratique depuis un certain nombre d'années avec tant de sollicitude, tant de dévouement et tant de succès dans les Asiles les plus justement renommés de l'Angleterre (1).

Elle réalise enfin, et elle est conçue pour réaliser de plus en plus complétement ce « régime de dignité, de « liberté, de vie commune, d'affections de famille, de « bien-être physique et moral » que, dans une précédente publication (2), je posais comme but à la réforme future.

2° Par rapport aux départements :

La Ferme-Asile remplace l'Asile actuel qui, par nature et par destination, est un établissement *fermé*, qui, en conséquence, doit être et demeurer ruineux pendant les siècles des siècles; elle le remplace, dis-je, par un établissement toujours ouvert à tous les perfectionnements, à tous les progrès, qui, par la seule virtualité de sa constitution, doit devenir de plus en plus productif et apporter aux départements un allégement de plus en plus complet de leur dépense.

Elle simplifie les constructions et en diminue l'étendue.

---

(1) Je ne puis trop recommander à ce sujet la lecture du *Rapport sur la visite des Asiles d'aliénés de la Grande-Bretagne*, par MM. Deboutteville et Mérielle, et l'ouvrage important récemment publié par notre collègue le docteur Morel, sur le *non-restraint*. Il est impossible de voir sans admiration, et je dirais volontiers sans attendrissement, dans ce dernier ouvrage, l'histoire des efforts tentés depuis vingt ans par notre très-honoré confrère le docteur Conolly, pour faire disparaître des Asiles anglais les moyens de contrainte à l'égard des aliénés.

(2) *Annales médico-psychologiques*, avril et juillet 1861, page 425.

Tout en accordant à l'aliéné une plus grande somme de liberté, elle le dirige et le surveille dans l'intérêt de la sécurité publique.

Elle est applicable dans tous les départements, dans quelques conditions de sol et de climat qu'ils soient placés ; bien plus, dans les départements populeux, elle pourrait être aisément établie dans plusieurs arrondissements. En se rapprochant ainsi des communes d'où lui proviendraient ses malades, elle faciliterait les rapports de ceux-ci avec leurs familles et éviterait aux familles, généralement pauvres, les dépenses toujours trop onéreuses auxquelles les condamne l'éloignement de leurs proches.

Enfin, par la flexibilité de son principe, la Ferme-Asile pourrait être, suivant certaines nécessités locales, transformée, en tout ou en partie, en établissement industriel ; peut-être ne pourrait-elle, sous cette dernière forme, fonctionner avec les mêmes avantages pour les aliénés et les départements, mais très-certainement elle serait préférable encore de beaucoup à ce que nous avons aujourd'hui. . . . .

FIN.

TABLE DES MATIÈRES.

Paris. — Imprimé par E. THUNOT ET Ce, 26, rue Racine.

A LA MÊME LIBRAIRIE.

ÉCONOMIE RURALE

CONSIDÉRÉE DANS SES RAPPORTS

AVEC LA CHIMIE, LA PHYSIQUE

ET LA MÉTÉOROLOGIE,

PAR

J. B. BOUSSAINGAULT,

Conseiller d'État; Membre de l'Académie des sciences, de l'Institut national, du Conseil général de l'Agriculture, des Manufactures et du Commerce; Officier de la Légion d'honneur; Membre de l'Académie des sciences de Stockholm, de la Société impériale d'Économie rurale de Moscou, de la Société chimique de Londres, des Académies et Sociétés d'Agriculture de Suède, de Turin d'Utrecht, de New-York, du département de l'Allier; de la Société nationale et centrale d'Agriculture; de la Société philomatique, etc.

DEUXIÈME ÉDITION, REVUE, CORRIGÉE ET AUGMENTÉE.

Paris, 1851. — 2 forts volumes in-8.

Prix : 15 francs.

LA

FOSSE A FUMIER

PAR

M. BOUSSAINGAULT

DE L'ACADÉMIE DES SCIENCES.

LEÇON PROFESSÉE AU CONSERVATOIRE IMPÉRIAL DES ARTS ET MÉTIERS.

In-8 de 64 pages, avec planches. — Prix : 1 fr. 25 c.

Paris. — Imprimé par E. Thunot et Ce, 26, rue Racine.

www.ingramcontent.com/pod-product-compliance
Ingram Content Group UK Ltd.
Pitfield, Milton Keynes, MK11 3LW, UK
UKHW022117260726
13993UKWH00003B/1073